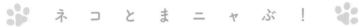

ネコとまニャぶ！

ナイチンゲール
『看護覚え書』

楽しく学べて
癒やされる
ニャン！

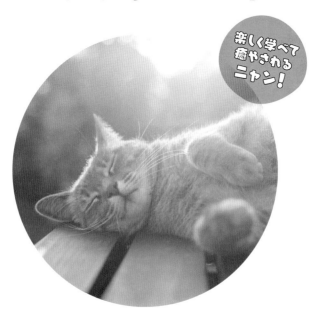

著

吉田里奈
長尾幸恵
上山千恵子
藤澤和歌子

メヂカルフレンド社

はじめに

　フロレンス・ナイチンゲール（1820〜1910年）といえば、伝記にもなっている偉人です。そして看護を学んでいる方々であれば、1853〜1856年のクリミア戦争で看護師として活躍したことや、『看護覚え書』の著者ということも知っていると思います。

　しかし、彼女の才能やさまざまな活動、著書の具体的な内容までは、あまり知られていないのではないでしょうか。

　実は、以前までの私もその一人でした。看護学生時代に、ナイチンゲールと彼女の著書である『看護覚え書』について一度は学びました。しかし、看護の現象がイメージできていない当時の私にとっては難解で、よく理解できていなかったように思います。

　そして、実際に臨床に出てからというもの、「自分の行っている実践が看護といえるのか」「看護って何だろう」と考えるタイミングは何度かありましたが、日々の実践にその問いは流され、ナイチンゲールについても考えることはないままに月日は過ぎていきました。

　そんな私ですが、大学院に入り、看護理論を学ぶ機会を得て、再びナイチンゲールと『看護覚え書』について学び直す機会がやってきたのです。

看護師が現在のような地位を獲得するまでには、たくさんの方々の努力があります。ただ、ナイチンゲールによって現代の看護は始まり、その偉大な功績によって、看護師が専門的な職業として広く浸透していったと言っても過言ではないと思います。

　クリミア戦争でナイチンゲールが行った傷病兵への看護は、「クリミアの天使」と呼ばれるほどに献身的なものでした。さらに、持ち前の探求心と技術を駆使し、実現可能な方法によって、戦時下の悲惨な状況で起こった問題を次々と改善していったのです。

　そんな彼女の実践経験や研究をもとに執筆された『看護覚え書』は、発売と同時にベストセラーになり、当時の医療界に革新をもたらして、世界に大きな影響を与えています。そして、ナイチンゲール生誕から200年を過ぎてもなお、「看護とは何か」という看護の本質を学ぶことができるものとなっています。

　時を経ても大切なことは変わらないものです。看護に対するナイチンゲールの考え方や原則は、現代の看護実践にも通じ、有益な示唆を与えてくれます。そして時代は違っても、情熱を注いで大きく看護を推進させた彼女の思想を学ぶことは、現在看護師として働いている方々、そして看護を学ぶ方々にとって、非常に刺激になるのではないかと思っています。

この本は、そんな普遍的名著を愛らしいネコちゃんの画像を交え、ほっと癒やされながら学んでいけることを狙いとしています。ナイチンゲールの言葉を、身近な事例や看護の現象を用いて解説を加えることにより、ひも解き、どのようなことを伝えているのか理解する手助けになればと思い、長尾幸恵先生（神戸市こども家庭局総合療育センター係長）、上山千恵子先生（関西医科大学看護学部講師）、藤澤和歌子先生（日本赤十字看護大学さいたま看護学部非常勤助手）、私とで共同で執筆しました。

　日々働いている多くの看護師、そしてこれから看護の道に進もうと考える学生の皆さんにとって、自己の経験や看護観を振り返り、「看護とは何か」を探求するきっかけになれば、とてもうれしいです。ぜひ、看護と慈愛を学ぶ入門書としてご活用ください。

吉田里奈

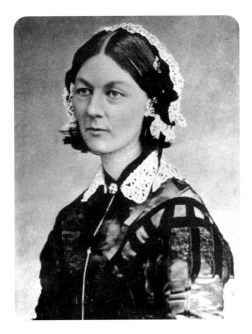

フロレンス・ナイチンゲール

（1820 ～ 1910 年）

「近代看護教育の生みの親」「クリミアの天使」とも呼ばれているイギリスの看護師。
1820 年、イギリスの上流階級に属する両親が新婚旅行中に訪れたトスカーナ大公国の首
都フィレンツェで生まれる。幼少期から歴史・語学・音楽など高いレベルの教育を受けた。
1853 ～ 1856 年のクリミア戦争（ロシアとトルコの戦争で、イギリスはフランスととも
にトルコに味方してロシアと戦った）では、イギリス政府によって看護団のリーダーと
して派遣され、軍病院で看護活動に従事すると同時に、病院内の衛生状況を改善するこ
とで傷病兵の死亡率を劇的に引き下げた。1860 年にナイチンゲール看護師訓練学校設立。
この頃から体調不良が始まり、以後ほぼベッドの上での生活になる。『看護覚え書』など
多数の出版物を残し、1910 年、90 歳でロンドンにて生涯を閉じる。

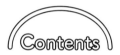

第 1 章

ネコとまニャぶ！
ナイチンゲールの 7 つの偉大な功績

第 2 章

ネコとまニャぶ『看護覚え書』13

第3章

ナイチンゲールの文献からまニャぶ！ 看護の格言

装丁・本文デザイン＆ DTP
相原真理子

編集協力
森　真希

ネコの写真
iStock.com/mister Big,Tatiane Parfenteva,ablikhin,Prostock-Studio,Alena Ivochkina,liebre,Kirk Fisher,Alex Potemkin,Ekaterina79,Okissi68,Stefan Sutka,EmirMemedovski,Aksenevko,valio84sl,Sve alana Urbanskaya,Linda Raymond,fbxx,Yummy pic,Magui-rfajardo,liebre,Linda Raymond,David_ Bodescu,Mary Swift,Vasyl Dolmatov,dtv2,Nils Jacobi,FatCamera,bluesky85

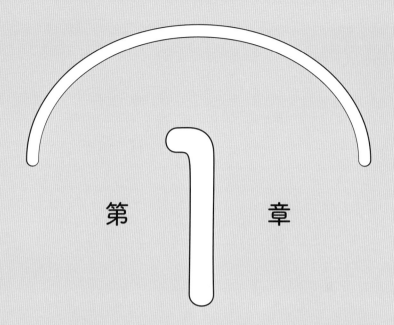

第 **1** 章

ネコとまニャぶ！
ナイチンゲールの
7つの偉大な功績

吉田里奈（日本赤十字看護大学非常勤助手）

1 看護の発見者

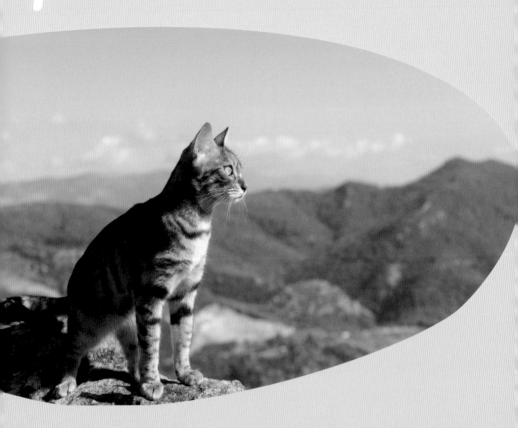

看護とは、新鮮な空気、陽光、暖かさ、清潔さ、静かさなどを
適切に整え、これらを活かして用いること、
また食事内容を適切に選択し適切に与えること
——こういったことのすべてを、
患者の生命力の消耗を最小にするように整えること、
を意味すべきである

ナイチンゲール以前の看護

　フロレンス・ナイチンゲールは19世紀のイギリスの看護師であり、現代看護の創始者として広く知られています。そして、彼女の最も偉大な功績は、初めて「看護とは何か」を文章にして書き記したことでした。それ以前の看護は、病気やけがの家族へ対する世話として、またフランスなどのカトリック諸国ではシスターによる奉仕として行われていました。

　イギリスでは、16世紀以前にあったシスターなど宗教家による看護が衰退したため、看護の仕事を担うのは貧しい女性ばかりでした。そして、患者さんの所持品や食事を盗んだり、飲酒して仕事中に酔っ払ったりして、世間では「ふしだらな女性がする仕事」と考えられるようになったのです。

　また、病院には仕事や住まいのない貧しい下層階級の人々が収容され、建物自体が大変不潔で劣悪な環境だったので、上流階級の人たちが病院を利用することは決してありませんでした。病気やけがをした際には、下層階級は病院、上流階級だと自宅で、治療と看護を受けることになります。その看護の方法というのも、ただ慣習に従っただけの間違ったことばかりだったといわれています。今ではとても考えられない状況ですね。では、そのような看護の仕事を、

なぜナイチンゲールは志すようになったのでしょう。

ナイチンゲールが看護を志した背景

　ナイチンゲールは、イギリスでたった3％しかない上流階級に属する、裕福な家庭に生まれました。女性が職業を持って活躍することや教育を受けることが難しい時代に、家庭教師や父親からさまざまな分野の教育を受けて育ちました。また、日々の出来事についても細かくメモを取る、少し変わった子どもだったようです。

　小さな頃から病気の人々の役に立ちたいと考えていたナイチンゲールですが、16歳のときに「1837年2月7日、神は私を、我に

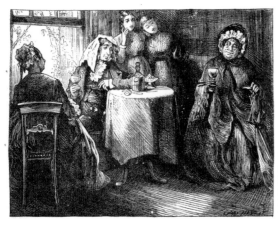

イギリスの作家ディケンズ（1812〜1870年）の小説『マーティン・チャズルウィット』に登場する“看護師”は酒飲みでがめつい女性で、当時はこうした女性が就く職業だと考えられていた

仕えよとお召しになった」と神のお告げがあったことを日記に記しています。そして、22歳のときに起きた飢饉の際に、慈善活動として病人の世話を行い、その活動の中で「自分のやるべき仕事は看護だ」と悟ります。しかし、当時の看護師は身分の低い女性が就く仕事だったので、家族からは大反対され、実際に看護師として訓練を受けられるようになるまでには数年がかかりました。

　それでも看護に対する強い信念を抱いて諦めず、30歳を過ぎてついに看護師になったのです。

ナイチンゲールの考えた看護

　ドイツのカイゼルスヴェルト学園で3カ月間看護の訓練を受けたナイチンゲールは、看護師として働き始めますが、実は彼女の臨床経験は3年弱しかありません。最初の1年は、経営が行き詰まっていたロンドンの小さな婦人慈善病院の総監督でした。そして残りの1年10カ月は、クリミア戦争に従軍したことで携わった仕事でした。

　ナイチンゲールは看護師としての経験や独自の研究をもとに得た知識を土台にして、1859年に『看護覚え書』を執筆し、看護についての具体的な実践や洞察を本にまとめました。そして、「恋に破れた貴婦人や、生活に追われて救貧院の下働きをしている女性など

が、突然にひらめきを受けて身につけられるような、そんな技術では
けっしてない」[1)] と、それまでは下働きとして誰もが行えるような
印象を持たれた看護師の社会的偏見を拭い、看護には科学的知識が
必要であることを世の中に広めます。彼女の取り組みによって、看
護が専門的な分野として認識されるようになり、現代看護の基礎が
築かれたのです。

　ナイチンゲールは、次のように述べています。

　「内科的治療も外科的治療も障害物を除去すること以外には何もで
きない。どちらも病気を癒すことはできない。癒すのは自然のみであ
る。(中略) 看護がなすべきこと、それは自然が患者に働きかけるに
最も良い状態に患者を置くことである」[2)]

　ここに、看護の役割と目的が示されています。

　一般的に、治療することで病気が治ると考えられます。しかし、
ナイチンゲールが述べるには、治療は「治癒を妨げているものを取
り除く」だけで「病気を癒すことはできない」のです。

　また、病気は人の手ではなく、自然の力のみが治す（癒やす）こ
とができます。自然の力とは、人体に備わる病気を治そうとする働
きである「自然治癒力」を指します。つまり、看護は、病気になっ
た際に自然に逆らわずに放置するのではなく、自然治癒力が働きや
すいように知識や技術を使い、患者さんの周囲の環境を整える支援

をすることを意味しているのです。その具体的な条件を記しているのが、下記の有名な一節です。

「看護とは、新鮮な空気、陽光、暖かさ、清潔さ、静かさなどを適切に整（ととの）え、これらを活（い）かして用いること、また食事内容を適切に選択し適切に与えること――こういったことのすべてを、患者の生命力の消耗（しょうもう）を最小にするように整えること、を意味すべきである」[3]

一見、当然のことが述べられていますが、当時は生活を整えるのにも大変な労力を要しました。そして、現代の病院ではすでに整えられていることが多いことから、看護師は診療補助の技術に注目しがちかもしれません。ですが、これらを整えることや問題なく整えられているかを確認することは、今も変わらず看護にとって大事な援助であることを忘れてはならないと思っています。

引用文献

1）フロレンス・ナイチンゲール 著、湯槇ます ほか 訳、『看護覚え書 ―看護であること看護でないこと―』改訳第7版、現代社、2011、p223
2）同上、p221-222
3）同上、p14-15

参考文献

・ルーシー・セーマー 著、湯槇ます 訳、『フロレンス・ナイチンゲール』、メジカルフレンド社、1979、p1-24
・金井一薫 著、『よみがえる天才9　ナイチンゲール』、筑摩書房、2023、p30-45

2 著述家

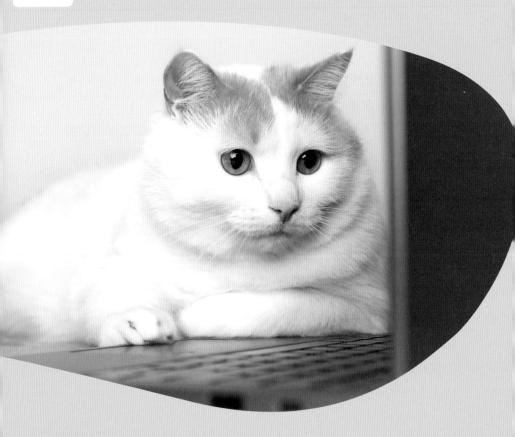

女性は誰もが看護師なのである。（中略）
ひとりひとりの女性がいかに看護するかを考えた
その経験をひとつにまとめたものがあれば、
どんなにか汲めどもつきない、
またどんなにか価値あるものになるであろうか

ナイチンゲールは一看護師としてだけでなく、著述家としても活躍しました。36歳のときにクリミア戦争から帰還した後に体調を崩し、その後はベッド上での生活を余儀なくされました。そして、90歳で亡くなるまでの間は、自室にこもって仕事をしていました。その仕事内容のほとんどが執筆活動でした。

　当時、インターネットはもちろんのこと、パソコンもない時代でした。そのため、友人や家族、政府や専門家たちとのやり取りは全て手書きの手紙でなされ、加えて、調査研究の報告や膨大な量の著作の執筆も行っていました。後年、ナイチンゲールの著作は調査され、「ナイチンゲール文書」と呼ばれる150編を超える文献と、12000点以上の手紙や日記が残されていることがわかっています。

　次のページの表「ナイチンゲール文書」を見ると、約50年の間に、看護についてだけでなく、看護を取り巻くさまざまな分野の著書を数多く執筆していることがわかります。これほどたくさんの著作を持っていれば、他者に執筆を手伝ってもらうことは当時でも珍しくはなかったようですが、ナイチンゲールは違いました。知識を提供してくれる知人はいても、実際に字を書くのはナイチンゲール自身の手でなされました。そのことは、死後に見つかった膨大な量の手書きの原稿で明らかになっています。

これらの文献の多さに大変驚かされると同時に、常に紙とペンが手元にあった生活を送っていたことが想像できます。3年弱しかない実践での経験をもとに、ここまで多くの著作を、しかも、自室から出ずに書き上げることは、並大抵なことではないですね。

　ここからは、代表的な著作をいくつか見ていきたいと思います。

	執筆分野	総数
1	看護に関する文献	47 編
2	英国陸軍に関する文献	11 編
3	インドおよび植民地の福祉に関する文献	39 編
4	病院に関する文献	8 編
5	統計学に関する文献	3 編
6	社会学に関する文献	9 編
7	回顧録と献辞	8 編
8	宗教・哲学に関する文献	4 編
9	その他（雑多な記事）	21 編
	合計	150 編

※金井の文献を参考に筆者（吉田）が表を作成

『看護覚え書』

....

　本書の第2章で取り上げる『看護覚え書』は、1859年に「第1版」
が出版されました。クリミア戦争中の看護の経験を通して得た洞察
を含み、当時の社会、医療、戦争に関する貴重な資料となっていま
す。冒頭で「女性は誰もが看護師なのである」[1]と述べられ、全て
の女性へ向けて、看護の基本的なあり方を説きました。この本はベ
ストセラーになったので、狙い
どおり、看護を担っていた当時
の人々にとって価値のあるもの
になったといえます。

　翌年の1860年には、ナイチン
ゲール看護師訓練学校が設立さ
れました。この年には「第2版」
が出版され、補章として「看護
師とは何か」が加筆されました。
さらに1861年には、労働者階級
の女性へ向けた「第3版」とし
て、「赤ん坊の世話」が追加され、
より読みやすいようページ数を

NOTES ON NURSING:

WHAT IT IS, AND WHAT IT IS NOT.

BY

FLORENCE NIGHTINGALE.

NEW YORK:
D. APPLETON AND COMPANY,
346 & 348 BROADWAY.
1860.

『看護覚え書』第2刷の表紙

減らして要約したものが出版されたのです。多くの国では「第1版」が読み継がれていますが、日本では主に看護師や看護学生を対象に「第2版」が読まれています。

『病院覚え書』

　1863年に出版された『病院覚え書』は、クリミア戦争での経験に基づいた病院建築や病院管理の内容を記述した著書になります。「病院が備えるべき眞に第一の必要条件は、病院は病人に害を与えないことである」[2]という一文から始まりますが、一看護師であるナイチンゲールがそのように書かなければならないほどに、当時の病院環境は問題が多かったのです。

　本書は3部構成となっていて、前半で病院の衛生状態や構造上の欠陥についての問題指摘がされ、回復率や死亡率、平均在院日数、疾病の種類、患者の年齢構成についての統計が提示されました。中盤では、患者さんの回復に向けた病院環境の提案がなされ、部屋の広さやベッドとベッドの間隔、窓の数や換気の方法などについて記載されています。さらに後半部分では、回復期患者や子どもといった、特別な配慮が必要な場合の病院設計について言及されたものとなっています。

『救貧覚え書』

　『看護覚え書』の出版から10年後に『救貧覚え書』が出版されました。当時のイギリスは急増する貧民に対する救済が行き詰まり、救貧院の生活は想像を絶するものでした。設備や環境は最悪で、患者は過剰に詰め込まれ、空気はよどんでいました。そして、ベッドは何人もが共用するため、床で雑魚寝をする人もいました。トイレや浴室は汚水があふれて大変不潔で、感染症の患者がほかの患者と区分けされることなく収容されていたのです。

　その状況に以前から胸を痛めていたナイチンゲールですが、ついに、救貧院病院（救貧院の中に設置された病院や診療所）へ訓練された看護師を派遣し、看護体制を改革することに着手しました。『救貧覚え書』には、そこでの看護・管理体制について、詳細に記述されています。

引用文献
1）フロレンス・ナイチンゲール 著、湯槇ます ほか 訳、『看護覚え書 —看護であること看護でないこと—』改訳第7版、現代社、2011、p1
2）フロレンス・ナイチンゲール 著、小玉香津子 訳、『病院覚え書き』第3版、日本看護協会出版社、2022、p3

参考文献
・金井一薫、ナイチンゲールの7つの素顔 その1、『綜合看護』2009年3号、現代社、2009、p49-58
・リン・マクドナルド 著、金井一薫 監訳、『実像のナイチンゲール』、現代社、2015、p301-304

3 看護管理者

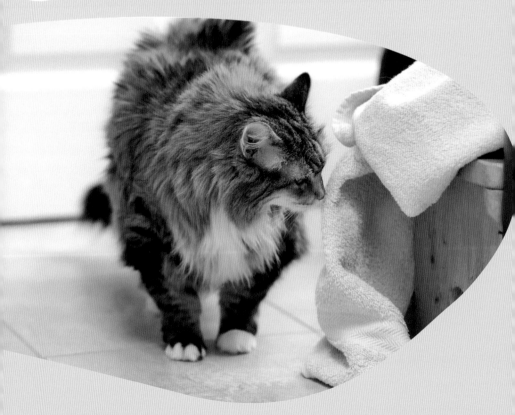

何人も他人を踏みつけにして支配することはできません。
彼らに信頼されること、これが「責任をもって管理すること」の
極意の半ばを占めている、
あるいはすべてであるといえましょう。
彼らの心情に通ずる道を発見できさえすれば、
自分の実現したいと望んでいることを
彼らと共に実現していけることでしょう

ナイチンゲールが看護師として実際に仕事をした期間は３年弱と短いものでしたが、その間にとても多くのことを成し遂げました。ここでは、ナイチンゲールの看護管理者としての取り組みとその成果について見ていきたいと思います。

ロンドンの婦人慈善病院の再建

　ナイチンゲールは３カ月の看護訓練の後に、ロンドンのハーレー街にある小さな婦人慈善病院に、総監督として勤めることになりました。総監督とは看護師の中での一番上の役職なので、現在でいえば、病院に入職してすぐに看護部長の地位に就くということでしょう。そして、この病院は設備が不十分で、経理もいい加減な状態であったため、病院組織の立て直しと運営が任されたのです。

　ナイチンゲールは働く条件として、まず、次のような設備面の充実を求めました。

　①温水用の配管を各階に引く

　②患者の食事を運び上げるためのリフトを設置する

　③現在のナースコールの原型である「弁付き呼鈴」を設置する

　その後は、家具やリネン類の点検をして使える状態にすることや、調理器具をそろえたりして台所の改善をすること、物品の購入

システムを点検して無駄を省くこと、人員の見直しなど、さまざまな働きかけをしたのです。さらに、入院患者が回復して日常生活に戻れるようにするため、意欲的に看護に取り組みました。

　ナイチンゲールの仕事に対して、医師や患者からは賞賛と感謝の声があり、退院患者から送られた感謝の手紙は今も残っているようです。ナイチンゲールはわずか1年の間に病院に対してさまざまな要求を行いましたが、結果として看護の質を上げ、経営の再建も成し遂げたのです。

クリミア戦争下でのスクタリ軍病院の困難

　次にナイチンゲールが従事したのは、戦争における傷病兵への看護でした。イギリス政府より女性看護師総監督に任命され、38名の厳選された看護団を引き連れて、派遣先のスクタリ（現在はトルコのユスキュダルという地区）に入ったのです。

　スクタリ軍病院は、医療品だけでなく寝具や食料といった必需品も不足し、冷たい床の上にわらを刻んで作られたわら布団で、傷病兵は寝かされている状況でした。病院は、大変不潔な上に傷病兵が詰め込まれている環境であったため、病院内での死亡率は高かったのです。看護はほぼ機能していない状況でしたが、陸軍軍医は看護

団の来訪を喜ばず、立ち入りを禁じていました。そのような中でも、ナイチンゲールは協力を求められるまで準備を整え、手出しをせずにタイミングを待ったのです。

　戦況の悪化でたくさんの傷病兵が病院に運ばれてくるようになり、軍医もいよいよ手が回らなくなって、正式に看護団への支援要請をしてきました。ナイチンゲールは早速、病院の衛生状態の改善から始め、炊事場を作って温かい食べ物を提供し、傷病兵の体を清潔にしました。また、規則に従うばかりの役人と戦って物資を調達し、療養する場となるように環境を整えていきました。そこでの献身的な働きが「クリミアの天使」と呼ばれる所以なのです。

　そのほかにも、回復に向かった兵士が学校や図書館で読み書きを学べるようにしたり、憩いの場として建てられたコーヒーハウスでお茶を飲んだり、さらには家族へ送金するシステムを設置して彼らが堂々と国に帰れたりするような支援もしました。

　一方、看護団を統括することでは、大変な苦労をしたようです。勝手に「看護をしたい」と行動する者がいただけでなく、ナイチンゲールや軍医も知らぬところで国から派遣されてきた、さまざまな背景の看護師がいました。そのため、看護団の中での対立もあったのです。

　こうした多くの困難はありましたが、ナイチンゲールはたくさん

の人々の信頼を得て、これらの活動をほぼ1年半でやり遂げ、結果
として病院は清潔な環境となり、陸軍兵士の死亡率を大きく低下さ
せたのです。

　「何人も他人を踏みつけにして支配することはできません。彼らに
信頼されること、これが『責任をもって管理すること』の極意の半ば
を占めている、あるいはすべてであるといえましょう。彼らの心情に
通ずる道を発見できさえすれば、自分の実現したいと望んでいること
を彼らと共に実現していけることでしょう」[1] という言葉には、ナ
イチンゲールの看護管理者としての信念が含まれていると感じま

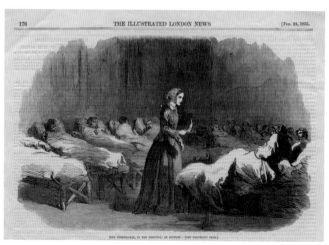

ナイチンゲールが「クリミアの天使」と呼ばれていた頃の新聞の挿絵

す。上流階級の出身ということで、周囲からも注目されてスクタリに入ったナイチンゲールですが、要請があるまでじっと耐えて待ち、決して周囲を支配するようなことはしませんでした。さらに、看護師としての献身的な援助に対し、多くの人々が驚き、感銘を受けたことがわかっています。そうして周囲から信頼を得たことが、大きな成果を実現することにつながったのだと考えられます。

　すでに出来上がっている組織の規則には、ひとまず従う。改革のチャンスが現れるまで、慎重に待つ。チャンスが訪れたら、速やかに行動する。「傷病者のケア」という組織の目的に向けて、さまざまな経歴を持つメンバーの力を結集させる。メンバーからの信頼を得ながら、責任を持って管理し、一歩ずつ目的を達成させる……ここにナイチンゲールを「優れた管理者」として位置づける理由があるのです。

引用文献
1）フロレンス・ナイチンゲール 著、湯槇ます 監修、『ナイチンゲール著作集第三巻　看護婦と見習生への書簡』、現代社、1980、p276

参考文献
・ルーシー・セーマー 著、湯槇ます 訳、『フロレンス・ナイチンゲール』、メジカルフレンド社、1979、p63-117
・リン・マクドナルド 著、金井一薫 監訳、『実像のナイチンゲール』、現代社、2015、p160-181

4 教育者

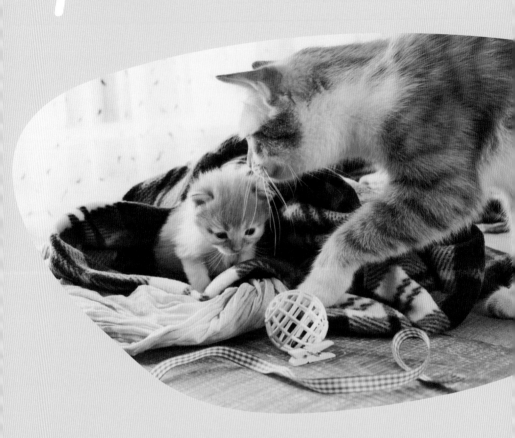

看護とは、患者が生きるよう援助することであり、
《訓練》とは、患者が生きるように援助することを
看護婦に教えることにほかならない。
看護はひとつの芸術〔an art〕であり、
それを実際的かつ科学的な、
系統だった訓練を必要とする芸術である

ナイチンゲールは、自身の卓越した看護実践だけでなく、教育にも関心を寄せ、その重要性を認識していました。ここでは、彼女の看護教育への取り組みを見ていきたいと思います。

ナイチンゲール看護師訓練学校の創設
人間性を備えた看護師の育成

　クリミア戦争におけるナイチンゲールの献身的な働きに対し、多額の寄付金が寄せられ、「ナイチンゲール基金」が創設されました。ナイチンゲールはその基金を看護師訓練学校の設立に当てようと考えていましたが、自身の健康がすぐれないことに加え、執筆活動や陸軍の衛生改革などの膨大な仕事で、なかなか踏み切れないでいました。そんな中、1860年に、聖トマス病院に付属する形で、ナイチンゲール看護師訓練学校の開校が実現したのです。このとき、ナイチンゲールは40歳でした。

　看護師訓練学校の訓練期間は１年間で、25〜35歳の女性が募集されました。また、訓練期間の費用はかからず、賄いつきで、ナイチンゲール基金から年10ポンド支給されました（現在の価格では１ポンド約２万円）。

看護学生には、病院内の看護師寮で生活をすることや、規律正しく道徳ある生活を送ること、厳しい規則に従うことが求められました。入学した看護学生の義務として、具体的に次の項目が挙げられています。

　○酒に酔っていないこと

　○正直であること

　○うそを言わないこと

　○信頼に値すること

　○きちょうめんなこと

　○静粛かつ秩序正しいこと

　○清潔かつ身なり正しいこと

　これらの条件について、皆さんはどのように思いますか。

　訓練期間がほんの1年しかないことや年齢の制限があることは、現在ではあまり考えられません。学生への義務として「酒に酔っていないこと」が挙げられていることにも驚くばかりですね。一方で、お小遣いをもらいながら、生活費に困ることなく学ぶことができる環境は、当時の女性にとっては大変優遇された条件だったと考えられます。

　ナイチンゲールは、看護師寮を心身の強化・訓練する場になるように、道徳的な雰囲気にしました。そして、看護学生たちの心身を

健やかにするために、まるで母親が子どもたちに愛情を注ぐ家庭のように、同時に精神的な安らぎの場になるように、環境を調整しました。ナイチンゲールがカイゼルスヴェルト学園での訓練の際に体験したような、優しさや明るさ、繊細さ、道徳的雰囲気を、学生へ提供したいと考えたのです。

　ナイチンゲールは「優れた看護師は優れた女性」であると定義し、条件として、「その知性、倫理、実践のすべてにおける最上のもの——を患者に惜しみなく与える」[1]と述べています。これはつまり、倫理的で患者さんのために行動でき、愛情深い、そんな内面的な要素を兼ね備えた人物なのだと考えます。長年培った態度や考え方を、急に変えることは難しいものです。看護学生の頃から、自己の態度や生活を見直し、人間性を養うことを求めていたのではないでしょうか。

見習い制度
実践における経験学習の重視

　ナイチンゲール看護師訓練学校では、看護学生を見習生と呼び、彼らは病院内の寮で暮らしながら、その多くの時間を看護業務に携

わって過ごしました。ナイチンゲール自身がクリミア戦争に看護師として従軍し、その経験を通じて多くの洞察を得ていたことから、実践能力を向上させるには、実践の場から学ぶ経験学習がなによりも重要と認識していたのです。

　さらに、ナイチンゲールは、次のように述べています。

　「看護とは、患者が生きるよう援助することであり、《訓練》とは、患者が生きるように援助することを看護婦に教えることにほかならない。看護はひとつの芸術［an art］であり、それを実際的かつ科学的な、系統だった訓練を必要とする芸術である」[2]

　ここに、単なる病気からの一時的な回復ではなく、その後も生活

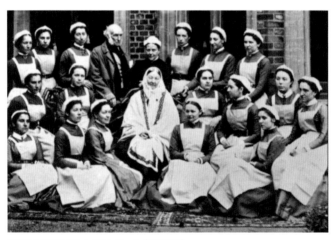

学生たちに囲まれたナイチンゲール（写真中央）

者として自立して生きていけるように援助をするという、看護の大事な役割が述べられています。

　見習生は、援助ができるように訓練をすることが必要になりますが、援助技術は教科書や講義で学ぶだけで習得することはできません。実践の場で行って初めて、個々の患者さんの状況に合わせたケアにつながります。そのような実践の場で、個々の病人との関わりや経験を通して習得された看護援助こそが、芸術といえるのではないでしょうか。

　学生さんの場合、日常的に患者さんと接する機会は少ないのですが、ぜひ実習の際にはできるだけ患者さんのそばで過ごすことを大切にしてください。きっと看護の芸術につながる重要な気づきが得られるはずです。

引用文献
1）フロレンス・ナイチンゲール 著、湯槇ます 監修、『ナイチンゲール著作集第三巻　看護婦と見習生への書簡』、現代社、1980、p430-431
2）フロレンス・ナイチンゲール 著、湯槇ます 監修、『ナイチンゲール著作集第二巻　看護婦の訓練と病人の看護』、現代社、1992、p97

参考文献
・金井一薫 著、『よみがえる天才9　ナイチンゲール』、筑摩書房、2023、p127-143
・佐々木秀美、ナイチンゲールの看護観─その目的実現のための教育方法─Nursing is not an Art but a Character、『看護学統合研究』第 14 巻 1 号、広島文化学園大学看護学部、2012、p46-66
・ルーシー・セーマー 著、湯槇ます 訳、『フロレンス・ナイチンゲール』、メジカルフレンド社、1979、p171-193

5 統計学者

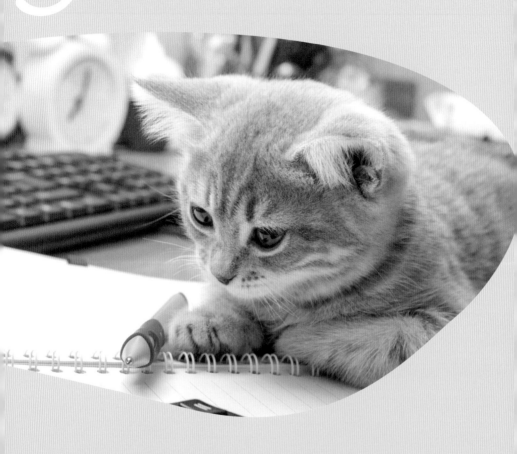

これらの数字は、人びとがその意味をよく考え、
数字が示す教訓にすすんで耳を傾けるならば、
重大な事実を物語っていることがわかるであろう

ナイチンゲールは、幼少期よりさまざまな分野における高い水準の教育を受け、特に数学に興味を持ち、学んでいました。また、「近代統計学の父」と呼ばれるベルギーの統計学者のアドルフ・ケトレー（1796～1874年）の影響も若い頃から強く受け、社会現象や社会的勢力に対する調査方法についても学んでいます。

　看護師として彼女はクリミア戦争を経験した際に、「軍病院の中で起きていた悲惨な状況を決して忘れない」と心に誓いました。そのときの経験を原動力として、自身の統計学の能力を生かして、人々の健康のために衛生状態の改善を目指し、医療の実態を明確にしていったのです。ここでは、統計学者としてのナイチンゲールの活動について見ていきたいと思います。

クリミア戦争における
兵士の死亡原因の立証

　クリミア戦争で看護活動をしていたナイチンゲールは、多くの傷病兵が次々と病気になって亡くなっていくのを目の当たりにしていました。傷病兵は戦争によって負った傷ではなく、手術の後や療養中にかかった病気で亡くなるほうが圧倒的に多かったのです。当

初、傷病兵の死亡率は想像を絶するほど高かったのですが、ナイチンゲールら看護団によって衛生改革が進められることにより、大幅にその数は減少しました。

　一方、軍医らの公式な報告書による死亡率は過度に低く報告され、その不正確なものがイギリス国民に伝えられている状況でした。ナイチンゲールは「なぜ多くの人が亡くならなければならかったのか」と思い悩み、その原因究明のため、仲間の専門家とともに統計を用いた分析を行いました。棒グラフや円グラフが一般的に知られていない時代に、「バッツ・ウィング（こうもりの翼）」と呼ばれる、独創的でかつ視覚に訴える統計図を考案しました。そうして複雑なデータをわかりやすく表現することで、関係者に情報を効果的に伝えていったのです。

　このほかにも、軍の衛生制度に関する対策の改善のために、莫大な量の図表を盛り込んで報告書を作成し、悲惨な環境下に置かれていた傷病兵の実態を政府への報告したのでした。このことは陸軍を否定することにもなりかねないため、報告資料の作成は、数名の専門家たちの手助けを得て、慎重に成し遂げられたのです。

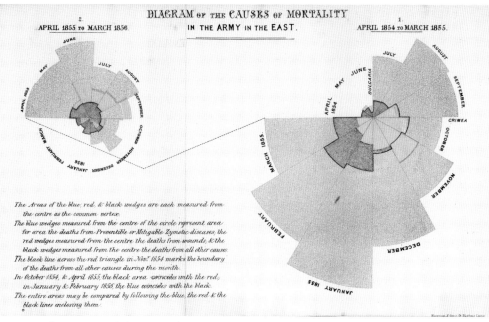

「バッツ・ウィング（こうもりの翼）」と呼ばれる、東洋の陸軍病院における死亡率を表したグラフ
左：1855年4月〜翌3月、右：1854年4月〜翌3月
赤：負傷、黒：その他、青：感染症

病院統計の標準化

　次にナイチンゲールが手掛けたのは、一般病院に「病院統計」を
導入することでした。病院統計とは、医療機関で行われる患者や医
療に関するデータを分析することで、病院の運営や医療研究、患者
ケアの向上などに活用されます。現代の医療機関では必ず行われ、
特にインターネットが普及してからは、一般の人々もその情報にア
クセスできるようになっています。

しかし、当時のイギリスの病院では、死亡率はもちろんのこと、入院患者の疾病分類や入院期間などの基本的な医療の統計すら取られていなく、各病院の実態がどのようなものかほとんどわかっていなかったのです。

　そこで、ナイチンゲールは仲間の専門家とともに、病名の標準的なリストを作成し、病院用の標準的な統計方式を定めました。また、患者の実態を把握するための記録簿として、在院者数や回復あるいは軽快者数、退院数、死亡率などを、調査・分析できるようにしました。そうして、病院統計の標準化を推進していったのです。

　こういった活動により、ナイチンゲールは1857年にロンドン統計学会の女性初の会員に選ばれ、1874年には米国の統計協会の名誉会員に推薦されました。

　最後に、ナイチンゲールは「これらの数字は、人びとがその意味をよく考え、数字が示す教訓にすすんで耳を傾けるならば、重大な事実を物語っていることがわかるだろう」[1] と、統計データを単なる数字の羅列としてではなく、背後にある物語や意味を理解することの重要性について述べています。ナイチンゲールは統計学という武器を使い、多くの人々を納得させ、衛生環境の改善や医療の仕組みを変えることに貢献しました。さらに、その数字が何を意味してい

るのか、背後にある真理をまっすぐに正しく見抜く目を持っていたことがわかります。それこそが、ナイチンゲールが優れた統計学者といわれる所以なのだと思います。

引用文献
1）フロレンス・ナイチンゲール 著、湯槇ます ほか 訳、『看護覚え書 ―看護であること看護でないこと―』改訳第7版、現代社、2011、p59

参考文献
・多尾清子 著、『統計学者としてのナイチンゲール』、医学書院、1991

6 衛生改革者

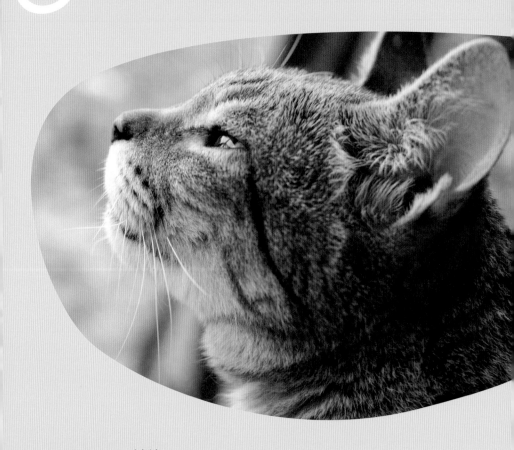

真の看護が感染（かんせん）ということを問題にするのは、
ただ感染を予防するという点においてのみである。
患者に絶えず注意を注（そそ）ぎながら、清潔を保（たも）ち、
開け放した窓から新鮮な空気を採（と）り入れること、
それが唯一（ゆいいつ）の防御策（ぼうぎょさく）であり、
真の看護師はそれを人びとに求め、また自（みずか）らもそれを守（まも）る

19世紀のイギリスは、産業革命で工業化が進み、都市部は仕事を求めてやってきた労働者たちであふれ、特に貧困層の生活環境は非常に不衛生でした。公害により人々の健康が損なわれるだけでなく、コレラやペスト、マラリアといった感染症が流行して、当時の国民の死亡原因の第１位は感染症によるものとなっています。

　ナイチンゲールは、スクタリ軍病院での看護活動から「避けられない感染は存在しない」と考えていました。そして、「真の看護が感染ということを問題にするのは、ただ感染を予防するという点においてのみである。（中略）真の看護師はそれを人びとに求め、また自らもそれを守る」[1]と、感染予防が看護において極めて重要であり、真の看護師はこれを患者に提供し、自らも実践するべきであることを強調しています。ここでは、そんなナイチンゲールの衛生改革者としての活動を見ていきたいと思います。

感染に関する国民の意識改善

　当時、イギリス国民の間では、「感染症はかかっても仕方ないことで、避けられない病気」と見なされていました。現代の先進国ではほとんど見られなくなったコレラについては、下痢や嘔吐が起こり、急速に進行すると数時間のうちに死亡することがあるため、結核よ

りも恐れられていました。また、子どもの感染症については、「歯が生えるのと同じように、生まれつき麻疹や百日咳、猩紅熱といった感染症にかかるようになっている」とさえ考えられていたのです。

　病院や住居では、ふたのついていない寝室用便器が洗われずにそのまま放置されていることや、貧民街ではインフラが整備されていないことにより、下水と便所の排水によって汚染された井戸水が家庭用水として使用されるなど、不衛生な生活状況が多々あったようです。そのような背景から、ナイチンゲールの著書では、「不衛生によって発生する汚染された空気が有害である」と繰り返し述べられているのです。

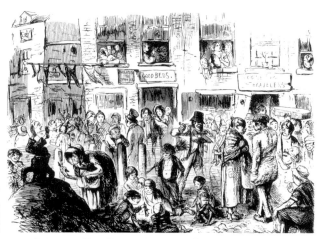

コレラが蔓延していた様子を描いたイギリスの雑誌『パンチ』（1852年）の挿絵

現代では、すでに衛生設備が整えられていて、このような不衛生な状況は考えにくいのですが、震災などの災害の発生時に、インフラの重要性を認識することになります。例えば、平時は水道の蛇口をひねるときれいな水が出てくるのは当然ですが、非常時には水道や下水処理施設が機能を停止して、使用済の水が処理されないという事態が、現実に起きています。

　「"感染"なるものは不可避なのではなく、ただ、ケアの不在と無知とからくる結果にすぎない」[2]と述べられているように、感染症が発生したり広がったりするか否かは、感染対策の不足に加え、無知や誤った情報による影響が大きいのです。そのため、ナイチンゲールは感染症とその予防に関する国民の意識改善を、『看護覚え書』やさまざまな著書を通じて推し進めました。

行った感染予防策

　医学が現代のように発達していなかった時代には、切除するか、どの刺激薬を選択するか程度の、全く科学的ではない迷信的な方法が治療として行われていました。切除するにしても、麻酔薬がようやく使われ始めてはいましたが、刺激薬とは特別な薬ではなくブランデーやシャンパンなどの酒類のことでした。医学が無益な中で、

看護の力が人々の生命を左右する、そんな時代だったのだと想像できます。

　この頃の感染症は、「瘴気説」と呼ばれる、腐敗物質から生じた毒性の気体が原因であると信じられていて、ナイチンゲールもその立場に立って、感染予防策として新鮮な空気の重要性を繰り返し述べています。さらに、部屋の清潔を保つことや陽光を取り込むこと、過密を避けること、室温を下げないことを提言し、それに基づいて都市部の改善や公共の場の清掃が進められていました。

　しかし、19世紀半ば以降になると、パスツール（1822〜1895年）やコッホ（1843〜1910年）などの研究者たちによって「細菌説」が提唱され、感染症の原因が病原細菌にあることが徐々に理解されていきます。感染症の予防や治療法として、細菌に対する対策が重視され始め、かつては瘴気説を信じていたナイチンゲールも細菌説に納得するようになりました。

　そして、彼女の看護学校でも上記の感染予防策に加え、細菌説や消毒、接触予防のための実践教育が取り入れられるようになったのです。このように、時代の進歩とともに、ナイチンゲールの感染予防に関する提言も少しずつ変化しています。

　不衛生な生活環境に対する国民の意識を改善し、感染を防止する

ための具体的な対策を提言したこと。さらには、前項の「統計学者」
で述べているように、統計学を使って政府への働きかけをしたナイ
チンゲールは、まさに衛生改革者だったのです。

引用文献
1）フロレンス・ナイチンゲール 著、湯槇ます ほか 訳、『看護覚え書 ―看護であること看護でないこと―』改訳第 7 版、
　　現代社、2011、p61
2）フロレンス・ナイチンゲール 著、小玉香津子 訳、『病院覚え書き』第 3 版、日本看護協会出版社、2022、p14

参考文献
・フロレンス・ナイチンゲール 著、湯槇ます ほか 訳、『看護覚え書 ―看護であること看護でないこと―』改訳第 7 版、
　　現代社、2011
・リン・マクドナルド 著、金井一薫 監訳、『実像のナイチンゲール』、現代社、2015、p219-228
・金井一薫、ナイチンゲールの 7 つの素顔（その 2）、『綜合看護』2009 年 4 号、現代社、2009、p49-61

7 病院建築家

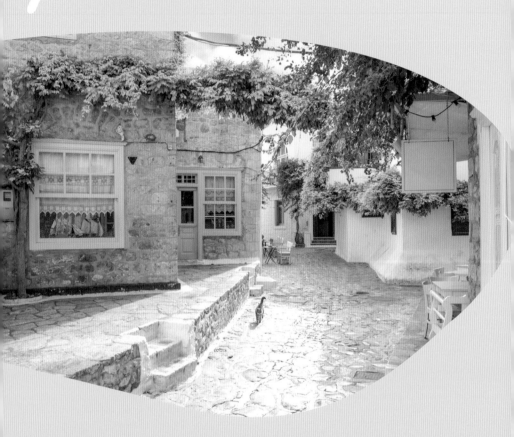

病院が備えるべき眞に第一の必要条件は、
病院は病人に害を与えないことである（中略）というのは、
病院、それも特に人口の密集している大都市の病院の**中**の
死亡率が、病院**以外**の場所で手当てを受けている
同種の病気の患者の推定死亡率よりも、
はるかに高いからなのである

現代では、病院は病気を治療したり回復を目指したりするための場所ということは、周知の事実です。

　しかし、クリミア戦争における軍病院は、劣悪な環境で感染症が蔓延し、病院内の死亡率が病院以外で療養する人よりも高い状況でした。

　この時期、感染症はいまだに謎に包まれていましたが、ナイチンゲールは「清潔な環境こそが患者の生命を救う鍵である」と確信していました。そして、「死亡率を上げている原因は、病院の構造や設備にもある」と考えたのです。彼女は、著書『病院覚え書』の中で、病院の衛生状態と建築上の欠陥について指摘し、あるべき病院建築の形態を明確に示しました。ここでは、病院建築家としてのナイチンゲールの活動について見ていきたいと思います。

“病院病”を発生させる原因

　ナイチンゲールは“病院病”、つまり患者さんが病院に入院することによって生じる病気や体調不良を引き起こす病院構造として、次の4つの原因を述べています。「1.ひとつ屋根の下に多数の病人が密集」「2.ベッド1つあたりの空間の不足」「3.換気の不足」「4.光の不足」[1] です。

病院がこのような状況であると想像してみると、どうでしょう。例えば自分がけがで入院した場合、病室内は薄暗くて空気はよどみ、隣のベッドの人は手が届きそうなくらいに近く、また、混雑している病室内では至るところに咳をしている人がいる —— そのような状況を思い浮かべると、けがの回復どころか、心身ともに体調を崩してしまいそうですね。

　現在の日本では、「医療法」という法律によって入院患者1名当たりの必要病床面積が決まっているため、患者が密集することはありません。そして、空調システムが整備されて換気は行き届き、窓からの陽光だけでなく電気が十分に行き渡っているため、光不足となることもありません。そのため、「病院が備えるべき真に第一の必要条件は、病院は病人に害を与えないことである」[2]が当然のことのように思われます。ですが、もし災害などが起こり、停電や病院に人が押しかけるような状況になった場合には、注意が必要になるかもしれません。

工夫がこらされたナイチンゲール病棟

　ナイチンゲールは著書の中で、よい病室とは、見かけではなく、「患者が常時、新鮮な空気と光、また十分な暖かさを与えられていな

い病室は、決してよい病室などといえたものではない」[3]と、回復のためによい病室について、3つの条件を述べています。

　さらに、理想とする病院建築として、「パビリオン方式」を推奨しています。パビリオンとは、それぞれ別棟の大病棟を廊下でつないだ形式の建物であり、いわゆる大部屋を主体とした病院構造のことを指しています。写真は、ナイチンゲールの指導のもとに建築された聖トーマス病院で、「ナイチンゲール病棟」と呼ばれています。見てもらうとわかるように、大部屋に20〜30床ほどのベッドが並び、ベッドごとに窓が設けられて光が差し込むため、十分に明るく、

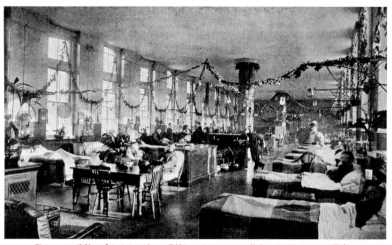

聖トーマス病院の「ナイチンゲール病棟」にクリスマスの飾りつけがされている写真

自然換気が可能な構造になっています。暖かさについては写真では
わかりにくいのですが、中央に置かれた大きな暖炉によって暖めら
れ、床下に空気の取入口を設置して、外気よりも暖かくなるように
工夫されているのです。

　ナイチンゲールは、次のように述べています。
　「われわれに課せられた目下の課題は、換気・管理・看護および健
康のために必要な設備を整えた病院をつくるためにはどうすればよい
かということであって、費用の問題ではない。
　病院の建築様式はそもそも、患者の回復にとって一番よいのはどれ
か、をもとにして決められるべきであろう」[4]
　病室は、看護師の働く場であり、患者さんにとっての生活の場で
す。看護の立場でナイチンゲール病棟を見ると、病棟全体が見渡せ
るため、患者さんの状態変化を見過ごしにくく、管理がしやすく
なっています。加えて、看護師同士の動きも見えるため、教育指導
や協力体制の面において利点があると考えられます。
　患者さんの立場で見れば、看護師を呼びやすいことや周囲とのコ
ミュニケーションの取りやすさが考えられますが、一方で、大部屋
のためにプライバシーが確保されにくいのが問題ではないでしょう
か。もちろん、以前の詰め込み状態の病室と比較すると、他者との

距離が保たれるようになっていますが、当時は患者の回復のために
は、換気や管理、看護の視点が、プライバシーの確保よりも優先さ
れていたのかもしれませんね。このように、機能的で管理しやすい
病棟建築が、医師でも建築家でもない一看護師であるナイチンゲー
ルによって考案され、のちに、イギリスだけでなく世界中の病院に
取り入れられるようになったのです。

引用文献

1）フロレンス・ナイチンゲール 著、小玉香津子 訳、『病院覚え書き』第3版、日本看護協会出版社、2022、p15
-24
2）同上、p3
3）同上、p34
4）同上、p57

参考文献

・フロレンス・ナイチンゲール 著、小玉香津子 訳、『病院覚え書き』第3版、日本看護協会出版社、2022

ナイチンゲールとニャンコ

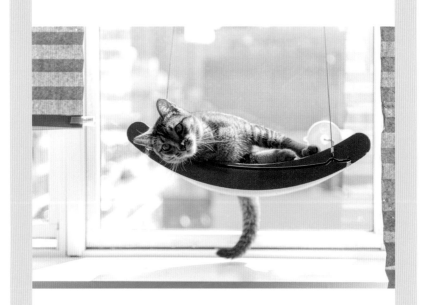

ナイチンゲールは
生涯で 60 匹以上のネコを飼い、
ある時期は屋敷が猫だらけだったことは
有名な話です。

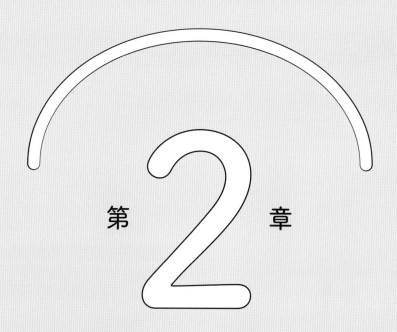

第 2 章

ネコとまニャぶ

『看護覚え書』

13

吉田里奈（日本赤十字看護大学非常勤助手）

長尾幸恵（神戸市こども家庭局総合療育センター係長）

上山千恵子（関西医科大学看護学部講師）

1 換気と保温

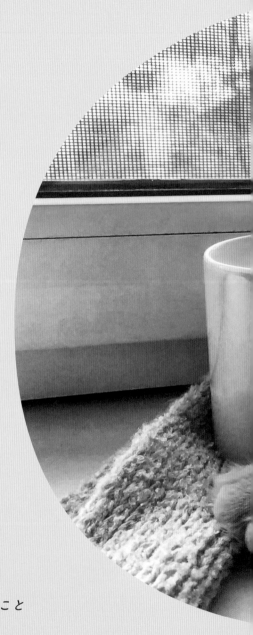

患者が呼吸する空気を、
患者の身体を冷やすことなく、
屋外の空気と同じ清浄さに保つこと

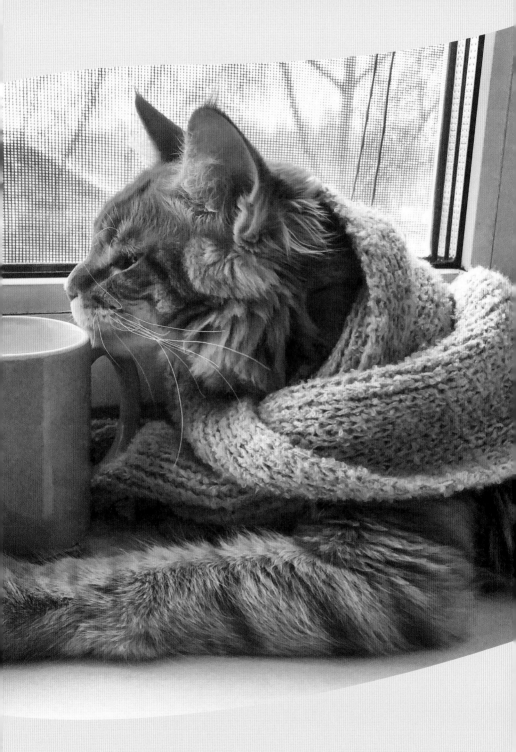

感染症対策を重要と考えた

　ナイチンゲールは、「患者が呼吸する空気を、患者の身体を冷やすことなく、屋外の空気と同じ清浄さに保つこと」[1)]を看護が第一にしなければならないことと捉え、皆さんに最初に伝えようとしています。『看護覚え書』の第1章「換気と保温」を読み進めると、ナイチンゲールが、感染症対策が重要であると考え、換気と保温に関してどのように注意を払っていたのかがわかります。

　新型コロナウイルスの感染拡大を受けて、換気に注意が向けられるようになりました。飛沫が拡散するシミュレーションを見て、換気の大切さに驚いた方も多いでしょう。

　ナイチンゲールは部屋の空気が清浄に保たれていることを判定する適切な基準として、「朝、寝室あるいは病室から外気のなかへ出てみることである。そして再び部屋へもどったときに、少しでもむっと感じるようであれば、換気は充分でなかった」[2)]と述べています。皆さんも「この部屋は空気が悪いな」と感じたことはないですか。筆者（長尾）も、ある部屋に入ったときに「なにか違うな」と感じ、確認すると空調が入っていなかったことを何度か経験したことがあります。空調を開始するとスッとした気持ちになり、換気の重要性を改めて認識させられました。

空気管理を意識して
看護に当たることも重要

　現代社会において、特に病院では、換気が必要な場合にはスイッチ一つで調整できる環境が整っています。さらにいえば、誰かがスイッチなど押さなくても建物全体が適切に空調管理されるよう器機が整備され、管理する専門の人が配置されている環境のところがほとんどではないでしょうか。

　病院の空気の管理に関しては、空気清浄度クラスとゾーニングとして、バイオクリーン手術室や易感染者用病室の「高度清潔区域」（クラスⅠ）から感染症病室や汚物処理室、使用済リネン室などの「汚染管理区域」・「拡散防止区域」（クラスⅤ）まで５段階に振り分けられ、空気清浄度が規定されています。空気清浄度は特殊なフィルターを用いて保たれており、点検やメンテナンスが定期的に行われます。また、気流の圧力も管理されており、クラスⅠ～Ⅲでは陽圧で室外からの空気の侵入を防ぎます。一般病室や診察室のクラスⅣでは等圧、クラスⅤでは陰圧で管理され汚染された空気が外部へ流れないようにされています[3]。以上のことから、病院のさまざまな場所がどのような空気管理をされているか意識して看護に当たる

ことも重要といえます。

　ナイチンゲールの時代には、看護師が室内および建物の換気について配慮しないといけなかったとすれば、現代の看護師として私たちは、患者さんに清浄な空気が常に提供できるよう、この環境が十分に機能していることへの注意を怠ってはならないと思うのです。

室温の確保が必要

　さらに、ナイチンゲールは保温についても触れています。換気で清浄な空気を取り入れると同時に、患者さんを冷やさない室温の確保が必要であると述べています。常に換気には配慮しながらも室温を確保して患者さんを保温する工夫は、エアコンやストーブなどの暖房器具のない時代には難しいものだったのではないでしょうか。

　患者さんを保温するための道具として、「湯たんぽ」[4]が紹介されています。皆さんは湯たんぽを使ったことがありますか。看護技術では、温罨法で使用する器具の一つとして紹介されることもあります。現在は、低温熱傷の危険性から、病院で患者さんに使われることは少ないようですが、筆者が新人看護師であった数十年前には頻繁に使われていました。当時は、ゴム製の容器に60℃程度のお湯を入れ、空気を抜いて栓をして、タオルで包んで使っていました。

冬の寒い夜などは、足が冷えて眠りにくい患者さんに、湯たんぽを作って眠前にお配りしたものです。湯たんぽを使わなくなってから、足の冷える患者さんには足浴をして温まってもらっていましたが、一人の患者さんに時間をかけてしまうので、ほかの患者さんのケアなどの調整が大変でした。

　興味深いのは、ナイチンゲールは湯たんぽを作る行為を、「常識と気づかいとを必要とすること」[5]であり、「看護という仕事ほど、ほんの些細（さ さい）なことひとつで常識のなさが露呈（ろ てい）されてしまう仕事は、ほかに類（るい）がない」[6]と述べていることです。看護は人間の生命や生活に関わるものですから、患者さんへのケアでは、専門的な知識や経験はもちろん、看護師自身の人生経験が大きく影響します。そう考えれば、一つの看護技術が単なる行為ではなく、看護師の持つ人生の経験や知識が相まって表現されたものといえます。「患者との会話の隅々に、そして患者への看護技術の一つひとつに、あなたの常識と気遣いが表れているのだよ」とナイチンゲールに言われているようで、背筋が伸びる思いがします。

引用文献

1）フロレンス・ナイチンゲール 著、湯槇ますほか 訳、『看護覚え書 —看護であること看護でないこと—』改訳第8版、現代社、2023、p21
2）同上1）、p27
3）一般社団法人日本医療福祉設備協会、病院設備設計ガイドライン（空調設備編）HEAS-02-2022、一般社団法人日本医療福祉設備協会、2022、p19-28
4）同上1）、p32
5）同上1）、p33
6）同上1）、p33

2 住居の健康

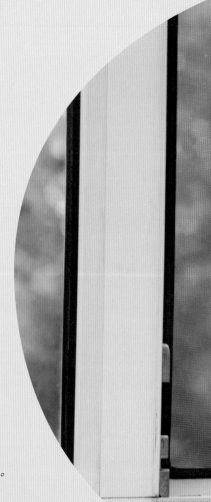

住居の健康を守るためには、
つぎの五つの基本的な要点がある。
1 清浄な空気
せいじょう
2 清浄な水
3 効果的な排水
4 清潔
5 陽光[1]

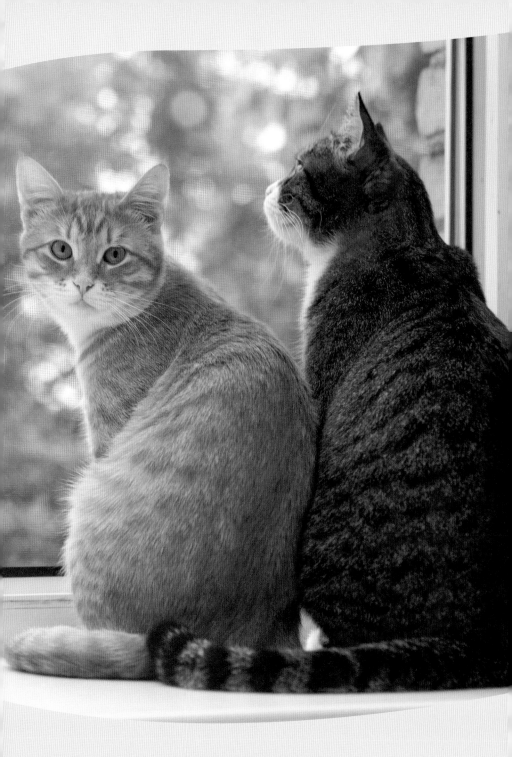

寸断されたときに痛感する
ライフラインの有り難さ

　住居の健康を守るためには、清浄な空気、清浄な水、効果的な排水、清潔さ、陽光の5つの基本的要点が重要であると、ナイチンゲールは述べています。

　現代社会に生きる私たちが、日常生活の中でこれらのことを意識することはなかなかありませんが、嫌でも意識せざるを得ないときがありました。それは、災害に見舞われたときです。なかでも東日本や阪神淡路などの大震災は、人々の日常を大きく揺るがす出来事でした。ライフラインが寸断されたことで、日頃は気にも留めなかった水や電気、ガスが整備された生活環境が自分たちの暮らしにどれだけ欠かせないものだったかを再認識させられました。

　また、避難所での不自由な暮らしは、生活環境が整わない状況では健康を保つことがいかに難しいかも痛感させました。震災を経験した方だけでなく、直接経験していなくてもマスコミの報道などを通して被災地の様子を目にして、同じように感じられた方がいるのではないでしょうか。

　災害看護とは、「災害が及ぼす生命（いのち）や健康生活への被害を

極力少なくし、生活する力を整えられるようにする活動である」[2] と定義されています。災害看護の視点は、災害によって変化した環境で何をどのように整えれば人々の健康が保持できるかであり、ナイチンゲールの指摘した住宅の健康を守るための基本的要点に通じるものです。

看護が提供されるすべての場で
住居の健康に関する視点が大切

　住居は単に住む場所に過ぎないと考えられがちです。しかし実際には、人々の健康に大きな影響を与える要素があふれています。

　自然光と清潔な空気が入るように、窓や家具の位置を調整すること。室温を一定に保つために、暖房・冷房を適切に利用して、心地よい環境を作り上げること。こうしたことは、住人の健康維持を助けます。そして、これらが適切に管理されていなければ、住人の健康は著しく損なわれる可能性があるといえます。

　とりわけ、小さな子どもや高齢者、身の回りのことに手助けが必要な方がいる家庭では、住宅の中が清潔で、空気がよどまないように整えることは重要です。

　また、家族に病人が出ると、住居の健康に影響を及ぼします。病気

は家庭内のストレスを増大させて、住居の清潔さや整頓の維持を妨げることがあります。清潔で整理された環境が、病人の心身の回復に及ぼす影響は大きく、在宅看護の場面では、清潔で安全な住宅環境を提供するための支援は重要です。

　加えて、昨今では看護が提供される場が増えています。例として、老人介護施設やさまざまな福祉施設のように、複数の人々が生活を共にする施設が挙げられます。こうした施設で働く看護師が住環境に注意を払って、そこで暮らす人々の健康の維持に寄与する意義は大きいといえます。

　ナイチンゲールが示した住居の健康に関する視点を、看護が提供されるどのような場でも持つことが大切なのです。

「住居の健康」で感染経路を絶つことができる

　新型コロナウイルスの感染拡大では、私たちは清浄な空気が確保できるように換気に気をつけ、「密」にならないよう人との距離を保ち、目に見えないウイルスの恐怖におびえながら生活しました。

　ナイチンゲールの時代には、私たちが経験した以上に多くの感染症が蔓延しました。ですから、感染症から生命を守るために、日常生活を送る環境を整える重要性をナイチンゲールは発信してい

す。ナイチンゲールは、住居の健康を保てないことによる熱病や敗血症、静脈炎といった感染症を、いくつも挙げています。「住居の健康」が保たれることで、これらの感染経路を絶つことができると考えてよいでしょう。

　ナイチンゲールは、生活習慣についても触れています。感染症や疾病が遺伝と考えられていた社会情勢で、ナイチンゲールは**生活習慣の家族性の連動による発病**があると述べています。糖尿病や高血圧などの疾患が、家族や地域での食生活をはじめとする生活習慣と関連があることは、現代では知られていますが、既にナイチンゲールも気づいていたのです。

　もう一つ、ナイチンゲールが住居の健康管理について主張していることがあります。それは、「自分ひとりですべてを実行するという意味ではない」[3]ということです。自分自身で行わないときにも確実にそれが行われるように。それこそ「責任を持っている」ということの意味だと述べているのです。

　このことについては、次の「小管理」で一緒に考えることにしましょう。

引用文献

1）フロレンス・ナイチンゲール 著、湯槇ますほか 訳、『看護覚え書 —看護であること看護でないこと—』改訳第 8 版、現代社、2023、p43
2）日本災害看護学会、災害看護関連用語　災害看護　http://words.jsdn.gr.jp/words-detail.asp?id=20、2023
3）同上、p49

3 小管理

およそ患者にとって気がかり、
半信半疑、時間待ち、予感、
不意打ちへの不安などによって生じる
心身の消耗は、ほかのどんな消耗よりも
はるかに有害なのである

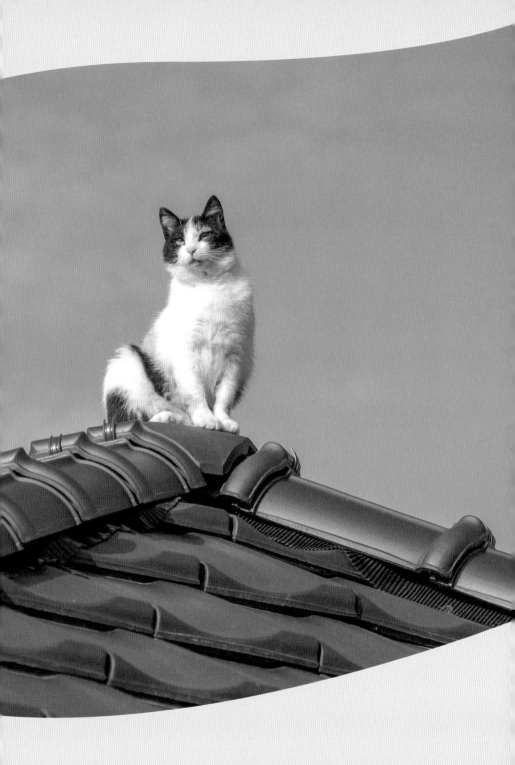

現代の看護体制の構築に通じる考え方

　ナイチンゲールは、患者さんを「気がかり、半信半疑、時間待ち、予感、不意打ちへの不安」[1]な気持ちにさせて心身を消耗させるのは、ほかのどんな消耗より有害であり、そうさせないように「小管理」が重要だと述べています。ここでいう「小管理」とは、「あなたがそこにいるとき自分がすることを、あなたがそこにいないときにも行なわれるよう対処する方法」[2]であり、現代の看護体制の構築に通じる考え方です。

　私たちが働く現代の病院の看護体制は、複数人のチームで交代制を取り、患者さんの生活を24時間支えています。大切なのは、自分の担当する患者さんの状態や必要な看護を、ほかの看護師に正確に伝えることです。引き継ぎや記録などの方法で情報の共有を行い、患者さんに常に安心で安全なケアが提供できるように努めたいものです。

　ナイチンゲールは、「患者のそばから離れる時間をなるべく短くしようと努力するくらいが関の山」[3]と多くの看護師が考えてしまうような時代に、自分がいないときにも「なすべきことがいつも行なわれているようにするために、自分はどのような対策を講じることができるか」[4]を考え、その体制を取ることが「管理」であり、「責任を持つ」ことであると述べています。

権限移譲を生かしたリーダーシップを考える

　責任者について、ナイチンゲールは次のように指摘しています。「『自分がいなくなると皆が困る』ことに、（中略）誇りを覚えたりするらしい。私に言わせれば（中略）自分がいなくて困るようなことが絶対にないように ── 方式を整えまた整理しておくことにこそ、誇りを覚えるべきである」5)

　これは単に担当者が不在の場合の業務管理の必要性が述べられているのではありません。現代のビジネス用語や看護管理で用いられる「権限委譲」の考え方に通じています。少し難しい言葉ですが、多くの看護師が経験していることかもしれません。

　皆さんは、上司や先輩から仕事や役割を依頼されたことはありますか。そのときにどのように感じましたか。依頼された内容によってはストレスを感じたかもしれません。しかし、誰かに頼られたり、なにかを任されたりするとうれしくなり、それをやり遂げたときには達成感や満足感があったのではないでしょうか。権限委譲とは、リーダーがメンバーになんらかの権限と責任を付与することで、メンバーの自律性を促し、支援することを意味します。こうすることで、権限を受け取る側は、自ら考えて取り組む能力を鍛えられてモチベーションを高める効果が期待され、その人の成長につながりま

す。さらに、組織にとっては業務の効率化や顧客の満足につながるといわれています。

　ここで注意しなければならないのは、次の２つです。

○ 権限や責任を委譲するリーダーは、メンバーの状況を見定めて委譲する内容と範囲に配慮する

○ 任せ切りではなく適切な支援をする必要がある

　ナイチンゲールの言葉は、リーダーシップのあり方を考える大事な指摘だといえます。

　また、ナイチンゲールは不慮の出来事や事故を調査し、その多くが担当の看護師が正当な理由で「出かけている」[6]ときに発生していると指摘しています。そして、担当看護師が「出かけている」ことが問題なのではなく、「出かけている」間を補うための管理が欠如していたことが問題だと述べているのです。このことから、ナイチンゲールは看護管理者としてだけでなく、医療安全管理者の視点も持っていたことがわかります。

看護師自身の健康を保つ

　看護師の健康にも、ナイチンゲールは触れています。それは、「自分の健康をも顧みず（中略）看護に打ち込んだとしても」[7]、「あなた

の健康にとって（必要な外出）」[8]、「看護師の睡眠についての明確な協定が、常に交わされるべきである」[9] との記述です。看護師自身の健康が保たれることも重要だと考えていたのではないでしょうか。

　日本看護協会による看護師の倫理綱領の一つに、「看護職は、より質の高い看護を行うため、看護職自身のウェルビーイングの向上に努める」[10] とあります。「看護職がより質の高い看護を提供するためには、自らのウェルビーイングをまもることが不可欠である。看護職が健康で幸福であることが、よりよい看護の提供へとつながり、対象となる人々の健康と幸福にも良好な結果をもたらす」[11] と解説されています。

　私たち看護師は、質の高い看護を行う上で、また、医療チームとのコミュニケーションを円滑にし、安全な医療を提供する上でも、自分自身の体調を管理することが重要だといえます。

引用文献

1）フロレンス・ナイチンゲール 著、湯槇ますほか 訳、『看護覚え書 —看護であること看護でないこと—』改訳第 8 版、現代社、2023、p69
2）同上 1 ）、p64
3）同上 1 ）、p65
4）同上 1 ）、p74
5）同上 1 ）、p78
6）同上 1 ）、p70
7）同上 1 ）、p64
8）同上 1 ）、p69
9）同上 1 ）、p80
10）公益社団法人日本看護協会、看護職の倫理綱領 https://www.nurse.or.jp/nursing/rinri/rinri_yoko/index.html、2021、p7
11）同上 10）、p7

4 物 音

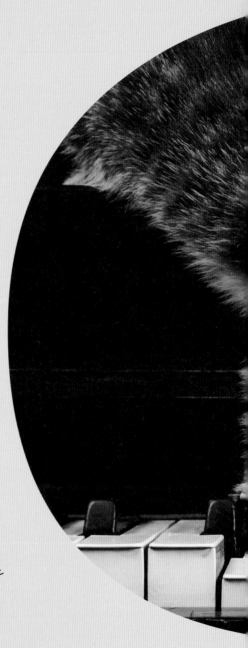

不必要な物音や、
心のなかに何か予感や期待などを
かき立てるような物音は、
患者に害を与える音である

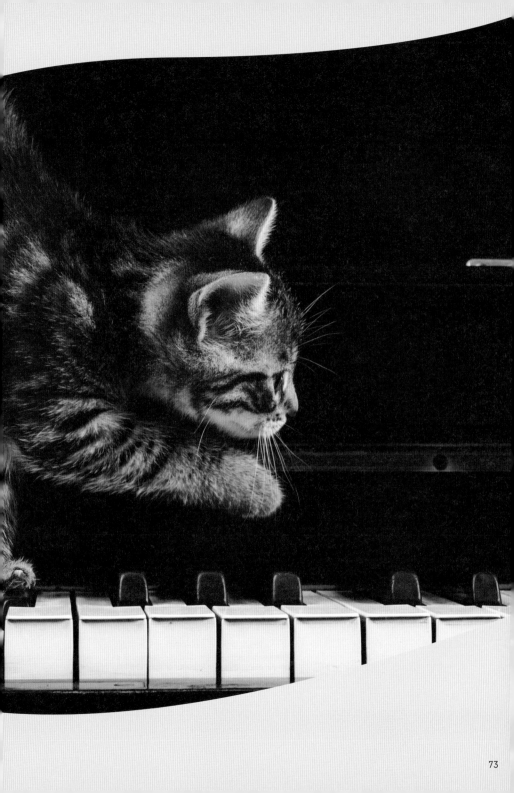

無意識に立てた物音のほうが煩わしい

「不必要な物音や、心のなかに何か予感や期待などをかき立てるような物音は、患者に害を与える音である」[1]と、ナイチンゲールは述べています。

「害を与える音」とは、患者さんの神経を消耗させ、病気からの回復過程を妨げてしまうような音のことを示します。そして、いわゆる大きな音や騒がしい音だと解釈されがちですが、「音が病人に悪影響を及ぼすと思われるばあい、それは、耳という器官に伝わる刺激の強さ、つまり音の大きさであることはめったにない」[2]とされています。

例えば、工事現場からの騒音や園庭でキャーキャー言いながら無邪気に遊ぶ子どもたちの声、選挙カーからの演説など、私たちは生活する中で、さまざまな大きな音を聞くことがあります。もちろん、音の程度や時と場合によっては、どうしようもなく気になってしまうこともあるかもしれません。ただ、恐らく短時間であれば、「うるさいけれども気に病むほどではない」という人が多いのではないでしょうか。

一方で、病院内で聞かれる大きくなくとも「害を与える音」として、廊下をドタバタ歩く足音やカーテンを一気に開ける音、物をぞんざいに扱うことで生じる音、それ以外にも医療者の不意につくた

め息などがあります。これらの音については、実は患者さんから苦情が来ることも多く、不快に感じ神経を消耗させる音だといえるのです。そして、医療者が注意することにより、最小限に抑えることが可能な音でもあります。

　医療者は悪気があって音を立てているわけではありませんが、「音を立てた本人は無意識であっても、周りはとても気になっている！」ということがあります。日頃からそのような態度や振る舞いに気をつけることが大切ですね。

音楽の効果にも注目していた

　ナイチンゲールは、音楽が病人に良い効果をもたらすことを述べています。当時は、CDをかけたり音楽をダウンロードしたりすることはできませんでした。生の演奏や歌を聞くことしかできなかった時代に、すでに音楽の効果に注目している点に、大変驚かされます。幼少期から音楽の教育を受け、演奏会やオペラへ頻繁に通い、社交界での経験も豊かなナイチンゲールだからこそ気づけた視点なのかもしれません。

　気軽に音楽に触れられるようになった現代では、音楽を聞くことで安らいだり、慰められたり、励まされたりするといった経験を、多くの方が持っているのではないでしょうか。一般的に音楽には、

感情を共有する、喜びや感動を与えるといった影響があると考えられています。

　そのような音楽による効果を目的とした「音楽療法」もあります。音楽療法はアメリカで盛んに行われ、日本では2001（平成13）年に日本音楽療法学会が設立されました。日本音楽療法学会によると、音楽療法は「音楽の持つ生理的、心理的、社会的働きを用いて心身の障害の回復、機能の維持改善、生活の質の向上、問題となる行動の変容などに向けて、音楽を意図的、計画的に使用すること」と定義されており、現在は音楽療法に関する研究も多く行われています。

　その一つとして、20〜21歳の女性5名に、ジャンルの異なる6種類の音楽を聞いてもらって、呼吸変動とリラックス感の変化が調査されました。結果、曲の違いによって、個々人の呼吸の深さとリラックスの感じ方に変化があったことが明らかにされ、その変化は個人の背景や生活体験により違いがあると示されました。音楽療法が心身の健康にさまざまな影響を与えることが、研究によって科学的に明らかになっているのです。

音の種類によって影響は異なる

　看護や医療の分野においては、例えば、手術や処置の前に音楽を

聞いて気を紛らわせ、不安な時間をやり過ごしたり緊張を和らげたりするなど、患者さんに希望や癒やしを与える重要なツールとなっています。また、医師が好みの音楽を流しながら、リラックスして手術を行うこともあります。医師だけでなく多くの医療者にとって、日々の業務による苦難やストレスを癒す効果もあると考えられます。

　ナイチンゲールは、**音の種類によって人に害を与え得る**ことを述べています。さまざまな物音に加えて、身近に音楽に触れられる現代においても、その種類によって、そして人々の状況や生活背景によって、良くも悪くも心身の健康に大きく影響を与えている点は共通しているといえます。たとえ、病気の影響で十分にコミュニケーションが取れない患者さんや、自分で音楽を選択できない患者さんであったとしても、看護師がその方にとっての心地よい音楽や思い入れのある音楽を模索し、回復のために活用することは、大切なケアとなるのではないでしょうか。

引用文献
1）フロレンス・ナイチンゲール 著、湯槇ます ほか 訳、『看護覚え書 —看護であること看護でないこと—』改訳第 7 版、現代社、2011、p81
2）同上

参考文献
・小玉香津子 著、『人と思想　155　ナイチンゲール』、清水書院、1999 年
・日本音楽療法学会、https://www.jmta.jp（最終アクセス日 2023/05/19）
・重川敬三、受動音楽による呼吸変動とリラックス感について、『日本赤十字秋田短期大学紀要』8 号、日本赤十字秋田短期大学紀要編集委員会、2004、p47-51

5 変化

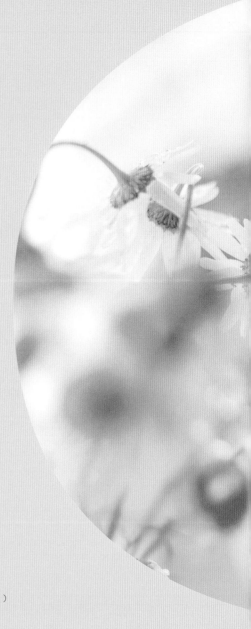

病人の想いに
変化をもたせるように援助する[1]

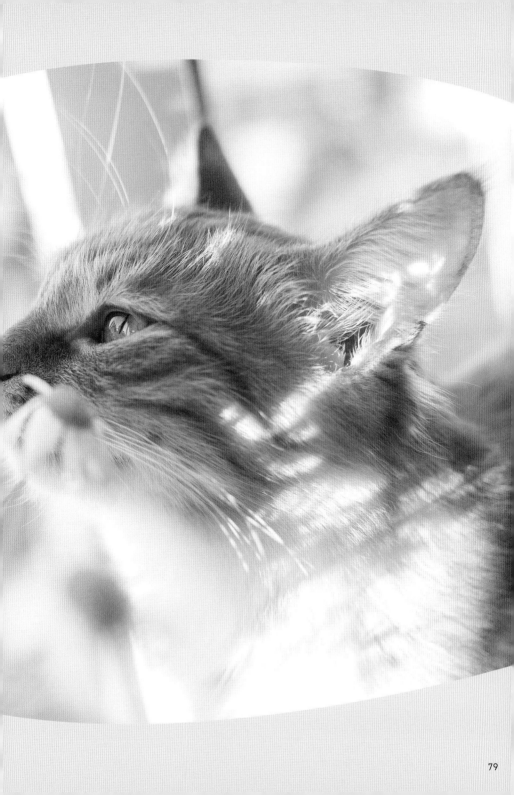

変化のなさが苦痛をもたらす

　人々の生活における日々の「変化（Variety）」の重要性を、ナイチンゲールは指摘しています。変化がない生活というのは、一見穏やかなイメージがして良いように感じられますが、ナイチンゲールは、患者さんの「神経を痛めつける」こと、つまり、苦痛をもたらすことだといいます。さらに、「病人というものは、脚の骨折のときに他人の手を借りないかぎり脚を動かせないのと同じように、外から変化が与えられないかぎり、自分で自分の気持ちを変えることができない。まったくのところ、これこそ病気についてまわるひとつの大きな苦悩なのである」[2)]と、病気になると患者さん自身の力では単調な生活に変化を起こすことが難しく、それが大きな苦悩なのだと述べています。

　確かに、患者さんは入院すると、治療のために毎日同じ病室の同じベッドで過ごすことになり、意図せず閉じ込もり状態となりがちです。そのような療養環境に加え、病気により体調が悪く活動できないと、自分自身で変化を起こしたり、その変化を感じ取ったりすることが難しくなるのではないでしょうか。

　私たちの普段の生活は、朝起きて朝食をとり、学校あるいは職場へ行き、勉強や仕事に取り組みます。そして帰宅した後は、夕食をとって、お風呂に入り、眠りに就く、というように、生活リズムは

だいたい決まっています。こうした生活に単調さを感じるかもしれません。ませんが、その中には気には留めなくてもなんらかの変化があるはずです。登校や通勤の場面一つを取ってみても、晴れた日には心地良い風や日差し、草花の香りがあったり、逆に雨風が吹いて肌寒くじめじめと薄暗い日があったりして、天気や季節が違えば見え方や感じ方も変わってきます。そのほかにも、学校の授業や友人とのコミュニケーション、食事などの出来事を通じて、毎日さまざまな刺激が否応なく入ってきます。

　このように、健康な人たちは、日々多くの変化の中で生活しているのです。

ベッドの背もたれを上げただけで
患者さんに変化が

　一方、入院している患者さんについては、ベッドから見える景色は天井とカーテンのみ、運が良くても窓があるという程度ということも、往々にしてあります。ベッド上で過ごす時間が長い場合には、そこにいるだけで鬱々とした気分となってしまいそうですね。

　ここで、筆者（吉田）が看護師2年目に受け持った患者さんのこ

とをお話しします。その方は高齢の男性で、脳神経障害で寝たきり
の状態となっていて、日中はベッド上で静かに過ごしていました。
しかし、夜間になるとベッド柵に手をかけ、起き上がろうとしてい
ました。私は「昼間に活動して、夜間に眠れるよう、なんとか生活
リズムを戻せないか」と考え、患者さんのベッドを陽のよく当たる
病室の窓際へ移してみることにしました。さらに、日中はできるだ
け座る体勢に近くなるようにベッドの背もたれを上げました。する
と、窓のほうをぼんやり眺めるようになり、少しずつですが目線が
合うようにもなりました。

　その姿を見て、次に私は、「どんな方でどんな生活を送っていた
のだろう？」と患者さんをもっと知りたくなりました。そして、患
者さんのもとに足しげく通い、とにかくたくさん話しかけました。
そうすることで、なにか新たな反応や本人らしさを引き出せるので
はないかと考えたのです。さらに、ほかのスタッフの協力も得て2
人がかりで毎日車椅子に乗車できるよう計画も立てました。そうし
た関わりを続けた結果、当初はリクライニング車椅子でなければ座
れなかったはずが、徐々に1人の介助で一般的な車椅子を使用でき
るようになり、昼夜のリズムも整い始めました。

　さらに、少しずつ介助されながら食事もできるようになったのです。
その後、転院となったため、私がひそかに目標としていた「会話する」

までには至りませんでしたが、患者さんと私の気持ちはどこか通じ合い始めていたように感じています。そして、自分の行ったケアが患者さんの回復に貢献できたと思える、うれしい経験にもなりました。

患者さんの単調な生活に変化をもたらす工夫を

このように、経験が未熟な看護者や看護学生であっても、患者さんの単調になりがちな生活を変化させられる可能性があります。私自身、当時患者さんへ変化をもたらすことを意識していたわけではありませんでしたが、後になって、このときの関わりがナイチンゲールのいう「変化」に通ずるものがあると気づきました。

病院には、身体的な問題から自由にベッドから起き上がったり移動したりすることが困難で、また身体機能に問題がなくも、ベッド上でぼんやりと過ごしてしまっている患者さんは多くいます。そのような患者さんに対し、少しでも気分転換ができるように工夫をするなど、生活に変化をもたらすための関わりは、回復を支援する大切な看護援助といえるのではないでしょうか。

引用文献
1）フロレンス・ナイチンゲール 著、湯槇ます ほか 訳、『看護覚え書 ―看護であること看護でないこと―』改訳第7版、現代社、2011、p108
2）同上

6 食 事

生命は往々にして
食事時刻の数分のずれに
左右される[1]

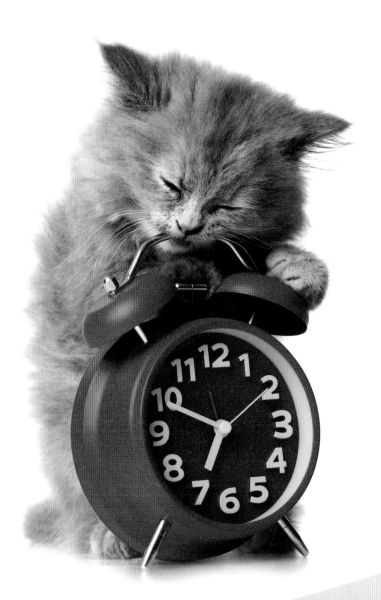

状態・変化に応じて食事を勧める

　筆者（吉田）は食べている時間はとても幸せで、たとえ疲れて「食べたくないな」と感じているときでも、温かいみそ汁を飲めばほっとした気持ちになれます。食べることは健康に生きるために必要なだけでなく、幸福感や満足感にもつながり、多くの人にとって重要な意味を持つのではないでしょうか。

　ナイチンゲールは、患者の食事について、主に時間・量・形態の視点で言及しています。当時の医療現場は、感染症が蔓延し、栄養不足の患者であふれていました。ただ、栄養摂取することが免疫力を上げて回復につながるということは、あまり人々には認知されていませんでした。そのため、十分に食べられないことによって生命の危機的状況となってしまう患者も多くいたのです。

　こうした中、ナイチンゲールは、安全でバランスの取れた食事の重要性を認識し、多くの人々が食事摂取できるようになることで、生命が救われると考えました。そして、「患者が食物を摂れる時刻について考慮をめぐらすこと、人によってもばあいによってもさまざまであるが、患者の衰弱が最もはげしい時間帯について観察すること、衰弱のはげしい時刻を予測しその時刻を避けるために、食事の時刻を組みかえてみること、そのためには観察と創意工夫と忍耐力（中

略）が要求されるが、そうすることによって、もっと多くの生命が救われるであろう」[2]と、生命を守るために適切な食事時間を調整すること、そして、患者さんの十分な観察を行い、食欲が出るように創意工夫をしたり、状態・変化に応じて食事が勧められるよう忍耐強く関わったりすることの必要性を述べています。

安全な食事を提供する

　「看護師たるものは、酸っぱくなった牛乳（ミルク）、変質した肉やスープ、腐った卵、あるいは生煮えの野菜などを、患者の前に出すようなことは絶対にあってはならない」[3]と述べていることから、当時は病院食によって体調を悪化させる人もいたことが予測できます。看護師が安全な病院食メニュー作りや、食べる時間や量、食べやすい形態まで考えるなど、食事の援助として多くのことを担わなければならない状況だったのでしょう。

　現代の病院では、食事時間は病院ごとに決められているため、基本的にすべての患者さんが同じ時間です。そして、メニュー作りは栄養士にシフトし、栄養士が考えた栄養バランスのよい安全な食事が出ることが当たり前になりました。患者さん一人ひとりの健康状態によって、摂取カロリーや塩分制限など調整された安全な食事が提供される

ように変化しています。もちろん現代であっても、患者さんのベッドサイドに古くなった牛乳やお茶、食べ物が置きざりになっていることがあったり、それを口に運ぶまでのコップやはしが清潔でないこともあったりするので、食に関して看護者による注意深い観察は必要です。

周囲のスタッフとの協働も

　一方で、NSTが重要な役割を果たすようになりました。NSTは「栄養サポートチーム」の略で、患者さんの栄養状態を評価して改善し、早期に退院できるようにするために、医師や看護師、薬剤師、管理栄養士、リハビリスタッフの多職種で構成されたチームです。

　これまでは、身体機能的に食事を摂ることが難しかったり、栄養状態が不良だったりする患者さんには、栄養を補う目的で、次の方法が採用されていました。

○経鼻経管栄養　　鼻の穴からチューブを挿入して胃や腸まで通し、栄養剤を注入する

○胃瘻　　　　　　腹部に小さな穴を開けてチューブを通し、栄養を直接胃に流し込む

○中心静脈　　　　太い血管からの点滴

　しかし、研究により、口から食べることによって患者さんの回復

は早まり生活の質も向上することが明らかになり、口から食べることが重視されるようになっています。

　口から食べるためには、身体機能を整えるだけでなく、個々の「食べたい」という気持ちが重要です。そのような複雑で繊細な、食べるという行為をさまざまな専門職の視点から支援するためにも、NSTが導入されたのです。NSTの活動における看護師の主な仕事は、患者さんの入院と同時に栄養状態を評価し、チームの介入が必要か否かを判断することです。**患者さんの食事・栄養状態の悪化徴候を見逃さずにNSTに伝えることは、最も患者さんの近くにいる看護師だからこそできる仕事です。**そして、患者さんに関する身体状態や栄養状態、摂取状況をよく観察し、チームと協力し合ってよりよい援助を目指します。

　食べることを援助する看護師の役割は、『看護覚え書』執筆当時と異なる点はありますが、現代にも通じる部分もあることがわかります。看護師として、単に患者さんのそばへ食事を運ぶのではなく、食事状況を観察したり工夫したりし、ときには周囲のスタッフとも協力し合いながら、口からおいしく食べられることを目指すのはとても大切なのです。

引用文献
1）フロレンス・ナイチンゲール 著、湯槇ます ほか 訳、『看護覚え書 —看護であること 看護でないこと—』改訳第7版、現代社、2011、p113
2）同上、p114-115
3）同上、p117

7 食物の選択

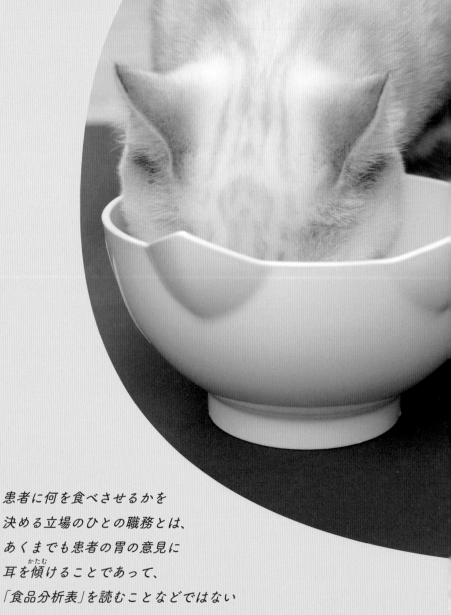

患者に何を食べさせるかを
決める立場のひとの職務とは、
あくまでも患者の胃の意見に
耳を傾けることであって、
「食品分析表」を読むことなどではない

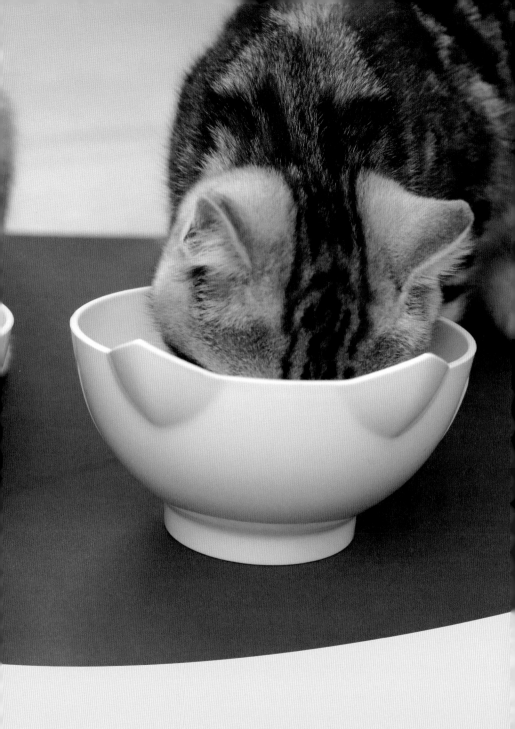

今どのようなものを
どれくらい食べられるかを考える

　患者さんの回復のために具体的にどんな食品を提供するとよい
か、さらに患者さんに適した食事を提供するためにどのような看護
がよいのかについて、ナイチンゲールは述べています。当時の病院
では、主に肉の塊から煮出したスープが、栄養のある病人食として
用いられていました。皆さんがもし入院して、肉の塊を煮出しただ
けのスープが出てきたら、どう思いますか。

　ナイチンゲールによると、消化機能が低下している患者さんに適
していないだけでなく、たとえ栄養があったとしても健康な人には
十分な栄養源にはならないということです。

　また、食事は空気に次いで大事なもので、「患者に何を食べさせ
るかを決める立場のひとの職務とは、あくまでも患者の胃の意見に耳
を傾けることであって、『食品分析表』を読むことなどではない」[1]
と述べています。すでにこの当時『食品分析表』があったことがわ
かりますが、この食物あるいは栄養素が、「万人に良いから食べさ
せる」のではなく、患者さんの状態観察を通して、「今どのような
ものをどれくらい食べられるか」を考えることが大切なのです。

現代の病院では、患者さんの個々の病名や症状、年齢などによっ
てメニューが考えられています。そして場合に応じて、パンかご飯
か、牛乳かヨーグルトか、というような希望も考慮された食事が、
患者さんへ提供されています。

　ただ、個々の状況をおおよそ踏まえた食事が考えられてはいるも
のの、病気で入院している患者さんの場合、食事をしたくないとい
うこともよくあるのです。患者さんが食事を嫌がる理由には、「食
欲がない」「おなかが空いていない」「ストレスや不安がある」「嗜
好が合わない」といったことのほかに、「化学療法などの治療の影
響により悪心や嘔吐があって食べられない」「身体機能面の低下に
よって食べられない」など、さまざまです。こうした理由を看護師
が理解し、理由に沿った援助を検討したほうがよいでしょう。

患者さんの状態に合わせた食事の指示を

　実際に栄養科へ食事指示を出すのは医師ですが、一日のうち短時
間しか関わらない医師が患者さんの状態に合わせた食事を的確に指
示するためにも、看護師が責任を持って食事状況を観察し、それを
医師と共有する必要があるのです。

　筆者（吉田）の実習指導時の体験ですが、ある学生が受け持った

患者さんは、一人暮らしの高齢女性でした。食事ができなくなってしまい、自宅で動けなくなっているところを発見され、緊急入院となりました。受け持った当初は、殿部に褥瘡があり、自分でトイレや洗面に行くこともできず、低栄養状態に加えて体内の電解質バランスも大きく崩れ、元気がない様子でした。このような状況を打破するためには、できるだけ食事を摂取するほかに方法はないと考えられ、学生は早速、食事場面を観察し、コミュニケーションにより普段の生活に関する情報を収集しました。学生は毎日熱心に取り組んでいたので、患者さんとの関係性の深まりを私も見て取ることができました。さらに、食欲が湧くようにと景色を見ながら食事できる環境に変更し、「ゼリーが食べやすい」「果物が好き」といった言葉を引き出し、それらを毎食配膳されるように手配しました。その結果、少しずつですが患者さんは食べられるようになり、褥瘡を改善させることができたのです。

　一方でメインとなる食事はなかなか進まず、一日の大半を臥床して過ごしていました。そんなある日、学生が足浴の提案をしたところ、「学生がしてくれるなら」とケアの同意が得られました。ケアの際に「はぁー、気持ちいい」と言った患者さんの表情は、とても印象的でした。その後、トイレに行こうとする姿やリハビリにも励む姿が見られるようになり、少しずつ食事ができるようになったのです。「心地

よい」という快の刺激により、回復へ向けて歯車が回り始めたように考えられました。学生の日々の誠実な関わりとケアが、精神的安寧となり、食事摂取につながって、身体的回復への第一歩となったのです。

食べることこそ元気の源

筆者がこれまで臨床で働いていた際、「おなかなんて空かないわよ」と言われたり、脳神経疾患によって嚥下機能が低下したために「こんな食事（流動食）じゃあ食欲なんて出ない」と不満をこぼされたり、食事をしたくないと話す患者さんに何度も出会ってきました。患者さんが今何なら食べられるか、何を食べたらよいか、どのくらい食べられるか、消化吸収は問題ないか、日々の生活はどんな様子かなどを観察し、なんとか食べてもらえるよう試行錯誤し、その度に「食べることこそが元気の源」と体感してきました。

食べようと思えるための精神的・身体的な環境を整えること、調理方法や提供方法を患者さん本人や他職種と相談したりしながら、できる限り患者さんがおいしく食事ができるように工夫をすることは、生命を守るための看護援助として大切だと思います。

引用文献
1）フロレンス・ナイチンゲール 著、湯槇ます ほか 訳、『看護覚え書 ―看護であること看護でないこと―』改訳第7版、現代社、2011、p128

8 ベッドと寝具類

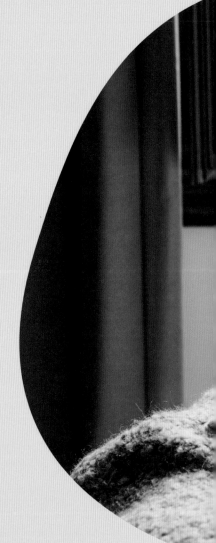

病人にとって睡眠がいかに大切で、
その睡眠の確保のためには
良いベッドづくりが
いかに必要かを考えるならば、
自分の職務のいちばん肝要な部分を
《他人の手》などに任せられるものではない

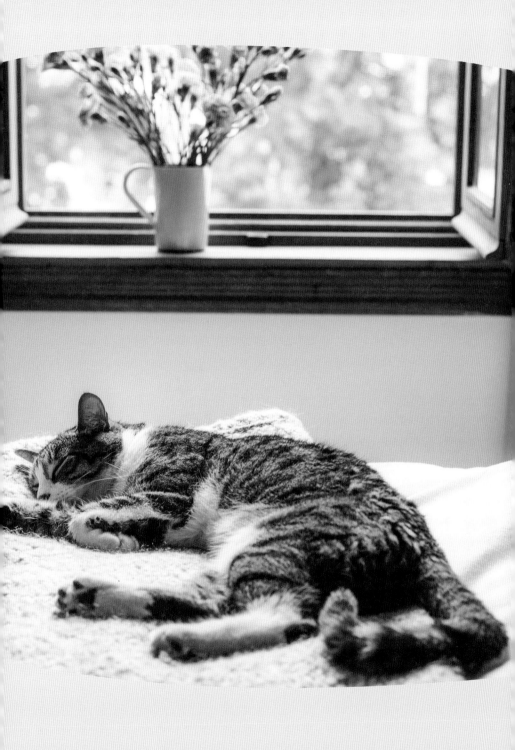

患者の回復に影響を与えるベッド・寝具類

　クリミア戦争では、技術の発達により武器の殺傷能力が高まり、兵士の受ける損傷も大きくなりました。ただ、それ以上に兵士を苦しめたのが、感染症と飢えや寒さでした。多くの兵士が、戦闘以外の要因による犠牲者とされています。

　感染症が蔓延していた劣悪な環境の中、単に病人を収容する場となっていた当時の病院を、ナイチンゲールは回復のための場とするべく療養環境を整えることに力を注いだのです。

　ナイチンゲールは、ベッドや寝具類が患者の回復に大きな影響を与えていると認識し、その改善のためにベッドの素材やサイズ、位置、高さまで細かく指示しました。そして、「病人にとって睡眠がいかに大切で、その睡眠の確保のためには良いベッドづくりがいかに必要かを考えるならば、自分の職務のいちばん肝要な部分を《他人の手》などに任せられるものではない」[1]と、看護が睡眠環境を整える重要性について述べています。

　当時の主なベッドは木製フレームだったので、湿気で木が傷んでしまうだけでなく、ノミ・シラミといった害虫が発生する可能性もありました。マットレスも通気性が悪いものだったため、病原菌が繁殖しやすく、大変不衛生でした。

ですから、「鉄製」のベッド枠と、通気性のよい薄手の毛詰めの
マットレスを使用する必要性を、ナイチンゲールは述べています。
そのほかに、ベッドの幅は３フィート（約106cm）を超えず、高さ
は高過ぎないものが適しているとし、周りにカーテンを張り巡らせ
た四柱ベッドは避けたほうがよいとしています。広いベッドや当時
の上流階級が使用していた天蓋つきベッドでは、看護師が直接患者
さんに触れてケアをすることも、よく観察することも不可能になり
ます。そして、この時代はまだ、プライバシーへの配慮よりも観察
のほうが重視されていたのかもしれません。また、高過ぎるベッド
では、患者さんが気軽に、そして安全に離床することを阻んでしま
うことになります。

　このような点から、当時のベッドは「回復を促すベッド」とはい
えなかったことがわかります。

清潔・快適に整えるのは、
看護師の大事な役割

　掛け物や枕などの寝具類を清潔に保ち、快適な状態に整えること
の必要性についても指摘されています。今日の病院で見られるよう

な定期的に洗濯された白いシーツときれいに整ったベッドは、自宅とは違って殺風景な印象もありますが、清潔感があって気持ちがよいと感じる方も多いのではないでしょうか。

　ここまで述べてきたような寝床環境を整えること、つまり定期的に寝具を洗ったり干したりすること全てを、当時は看護師が担当していたので、その労力は大変なものであったと推測できます。

　現代では、医療技術が進歩して、快適性や安全性を保つためのベッドや寝具がたくさん開発され、多くの病院で使用されるようになりました。さらに、そのような寝具のクリーニングだけを取り扱う専門業者や、清潔な寝具類の交換を行う看護助手がいる場合がほとんどです。

　感染症を予防し、回復のための療養環境を作る上で、ベッド・寝具を清潔に保つことやベッドを快適に整えることは今も変わらず看護師の重要な役割です。ただ、こういったさまざまな商品の開発や他者の力を借りることにより、その労力は当時と比べると格段に減っているのです。

　一方で、「多種多様なベッド・寝具が開発された現代だからこそ、看護師には患者さんの状態に合わせた適切なベッドや寝具を選択しなければならない」といった新たな役割も求められています。

安楽な姿勢か観察する

　どんなに高機能なベッドやマットレスが開発されようとも、例えば、長期入院患者や重症患者の場合には、体位変換が不十分なことによって褥瘡が発生することがあります。また、自力で体位を変えられず寝たきり状態となった場合は、肺炎になりやすくなります。さらに、関節が拘縮してしまうなど、廃用症候群と呼ばれる合併症を発症することが多々あるのです。看護として、患者さんの体にかかる圧が最小限になるようこまめに体位の調整をして、合併症予防を行うと同時に、その方にとって安楽な姿勢が保たれているか、常に観察することが大切になってきます。

　さまざまなベッドや寝具類が開発されて、看護師の仕事の内容は変化していますが、寝具を整えることに対する看護師の責任が失われたわけではありません。その患者さんを、過ごしている環境も含めて観察することは、回復のための快適な寝床環境を工夫することにつながります。それこそが、ナイチンゲールが大切にしていたことなのです。

引用文献
1）フロレンス・ナイチンゲール 著、湯槇ます ほか 訳、『看護覚え書 ―看護であること看護でないこと―』改訳第7版、現代社、2011、p142

参考文献
・玉井史絵ほか 著、『ナイチンゲールの越境 6 ナイチンゲールはなぜ戦地クリミアに赴いたのか』、日本看護協会出版会、2022

9 陽 光

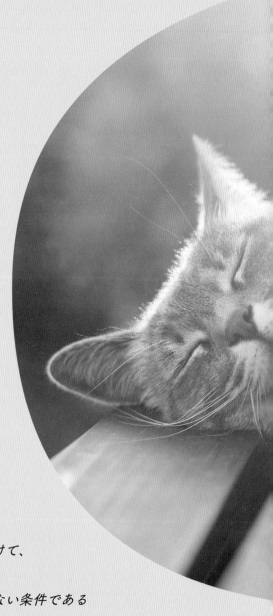

太陽の恵みをいっぱいに受けて、
部屋が明るく快適なこと、
それは病気の治療に欠かせない条件である

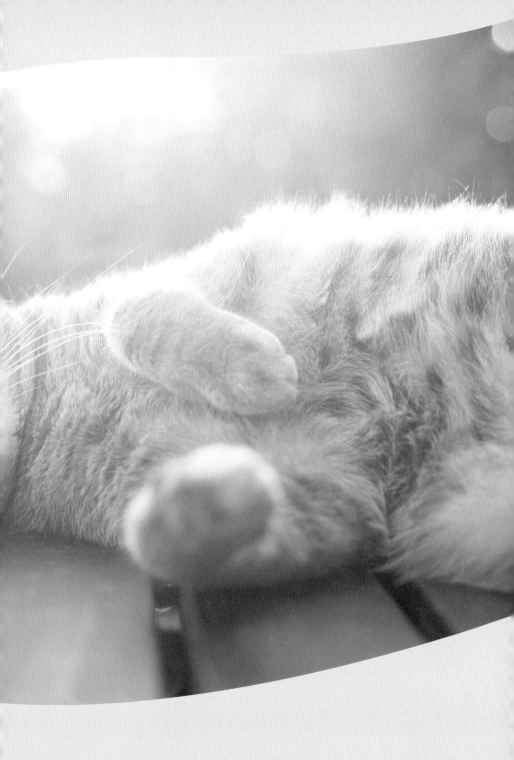

太陽の光は必要不可欠

　ナイチンゲールは、「太陽の恵みをいっぱいに受けて、部屋が明るく快適なこと、それは病気の治療に欠かせない条件である」[1] と、太陽の光が患者さんの回復にとって必要不可欠だと述べています。背景として、当時の病院では陽光が取り入れられることはほとんどなく、病室の窓は少なく、あっても小さいので明るさも不十分だったことが挙げられます。ナイチンゲールは、このような暗くて不衛生な病室の状態が、身体的な回復を遅らせると指摘しています。そして、陽光による精神的な側面における効果として、気分が明るくなり、回復への意欲を高められることを主張しています。

　そのようなことから、ナイチンゲールの重要視する通気や自然光が取り入れられ、清潔な環境を保つことを考えた病院建設が行われるようになりました。こうした病院は、後に「ナイチンゲール病棟」と呼ばれています。

　陽光を取り入れることは次の効果があると、研究でわかっています。
〇ビタミンDの合成が促進されて、免疫機能が強化される
〇セロトニンというホルモンが増えて、精神的なリラックス効果が得られる
〇殺菌効果がある

陽光が難しい場合でも人工的に照明を調整

　現代の病院では、できるだけ多くの患者さんに陽光が届く構造が多くなっていますが、ナイチンゲール病棟のような大部屋ではなく個室を取り入れた病院が増え、全室個室の病院建築も増えてきています。その背景には、プライバシーを保持することがより重要視されていることや、免疫力が低下している高齢の患者さんが増えたことによる感染対策が挙げられます。また、ＩＣＴ技術の進歩により紙カルテや申し送りが減るなど、ナースステーションの縮小が可能になった影響もあるかもしれません。

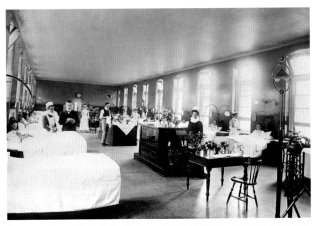

「ナイチンゲール病棟」。大きい窓がベッドごとに設置され、陽光が入れられることで明るさも確保されていることがわかる

一方で、集中治療室（ICU）のような重症患者が治療する場では、生命維持装置などの機器類がベッド周りを占拠するために、陽光が十分に得られない場合もあります。

　人が24時間で睡眠と覚醒を繰り返す周期を「サーカディアンリズム」といいます。陽光が十分に得られない環境や昼夜問わず行われる治療では、昼と夜の区別が曖昧になりやすく、患者さんのサーカディアンリズムが変調を来すケースも少なくありません。

　2016年の研究結果によると、ICU看護師によるサーカディアンリズムを調整するためのケアの工夫として、一番多かったのは昼夜の照明のコントロールをすることでした。そのほかにも、窓が見える位置にベッドを移動したりしていることが明らかになっています。この結果から、看護師の多くが、陽光を取り入れることで患者さんへよい効果がもたらされていることを体感し、実践しているのだと考えられます。

　社会変化や技術の発展とともに病院建築自体や療養環境の構造は変化しますが、病室にできるかぎり陽光を取り入れること、また、人工的に照明を調整することなどが、回復のために重要なのです。

病室は患者さんにとって日常の場

　「健康な人間は、病人の部屋を準備するとき、《寝室》と《病室》の

差異などろくに考えもしない」[2] と、寝室と病室の違いについての認識が不足していることが指摘されています。両者の違いはどこにあるでしょうか。

　元気な人にとって、寝室は1日のうちに数時間しか使用しない部屋でしかありません。そのため、ベッドからの眺めや部屋の向きは重要でなく、周囲の環境が多少居心地の悪いものであったとしても特に問題にはならないと思います。一方、患者さんにとっては1日の大半を過ごす場です。患者さんの中には、自分なりに過ごしやすいように私物や寝具の位置を調整する方も多くいますし、そのほかにも、治療を乗り切るためや回復を信じたい気持ちで写真やお守りをベッド周りに置いている方もいます。

　病室は、療養するための寝室であると同時に、「日常生活の場そのもの」です。このことを念頭に置き、患者さんの立場で療養環境が適切で快適かを考えることが大切です。

引用文献
1）フロレンス・ナイチンゲール 著、湯槇ます ほか 訳、『看護覚え書 ―看護であること看護でないこと―』改訳第7版、現代社、2011、p146
2）同上

参考文献
・田口豊恵ほか、ICU入室患者のサーカディアンリズム調整に対する看護師の認識とせん妄予防を目的としたケアの実態およびICUの物的環境に対する調査報告、日本クリティカルケア看護学会12（1）、2016、p73-79

10 部屋と壁の清潔

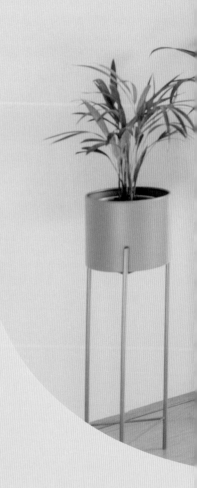

看護の仕事は、
その大きな部分が、
清潔の保持ということから
成り立っている[1]

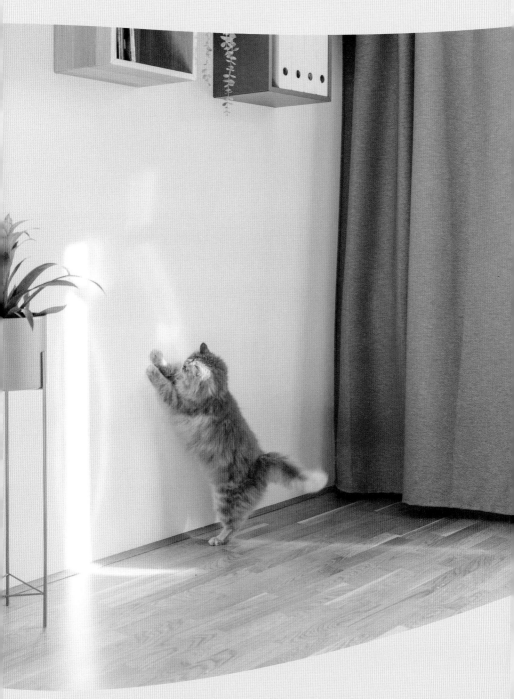

「ほこりは疫病神」

　産業革命後のイギリスでは、都市に労働者があふれて貧富の差は拡大し、不潔な環境で感染症が蔓延<ruby>蔓延<rt>まんえん</rt></ruby>している状況でした。そのような中で、戦争で負傷した兵士を受け入れる病院が清潔であるはずはなく、多くの患者さんが感染症で命を落としていました。悲惨な状況を目の当たりにしたナイチンゲールは、清潔な療養環境にすることが看護の重要な要素と考え、部屋（病室）、床や壁を清潔にする方法について具体的に述べています。

　まず、ナイチンゲールは部屋の掃除をする上で「ほこりは疫病神」と述べています。そして、窓を閉め切ったまま「ほこりはたき」をする掃除方法が、ほこりを部屋中にまき散らしていると指摘しています。

　また、イギリスの冬は寒いので、暖房として石炭を使用していたのでしょう。指で名前がかけそうなくらいにほこりと煤<ruby>煤<rt>すす</rt></ruby>が堆積する状況から、それらを掃除するための方法として、濡れ雑巾で拭くことが一番良いと述べているのです。

　そして、「清潔でなければ換気の効果は下がるし、換気しなければ完全な清潔は得られない」2) と、汚れと湿気が感染源になってしまわないよう、定期的な清掃と適切な換気が重要視されるようになり

ました。

　現代においても、高齢者が増えていることなどから感染症のリスクが高い方が多く、感染症の予防は重要な課題です。そのため、清掃や消毒で清潔な環境を保持することは必須であり、汚れがつきにくく掃除がしやすい素材の床や壁も開発されてきています。

治療のための生活環境を整える

　看護師が日々の業務の中で清潔な環境に気を配ることは、今も変わらず大事です。ただ、その労力はとても大きいため、日々の清掃に加えて定期的な床や壁の消毒作業は、看護の仕事から外部の清掃業者に委託されているのが今日の状況です。

　また、病院には感染管理のためのガイドラインやプロトコルが存在し、感染予防や感染症対策に関する手順と規定が決められています。しかし、今回流行した新型コロナウイルスのように、病院内の感染を完全に防ぐことはとても難しいのが現状なのです。

　ナイチンゲールは「寝たきりの病人となると、その部屋の空気も明るさも温度も、自分の手で変えることはできない。まわりを静かにすることはおろか、降りかかってくる煙や悪臭やほこりから逃げ出すことすら、ままにはならない」[3)] と述べています。寝たきりではな

いにしろ、（子どもを含めて）病院は免疫力の低下した方が多く療養しています。治療を受けている患者さん自身が清潔な環境を整えることは、なかなか難しい状況です。

　患者さんのベッド周りのテーブルや床頭台などの私物が置かれているところは、紛失といった問題にならないよう、外部の清掃業者は絶対に触れません。そのため、ほこりや汚れが積み重なります。それに気づき、またはそのような状況にならないように、身の回りの環境を毎日掃除して、治療のための生活環境を整えることは、看護でとても大事なことなのです。

患者さんの自宅も清潔な状態を保ちたい

　それでは、一般の家庭の状況はどうでしょうか。筆者（吉田）については、ほこりをはたかないにしても、照明をときどき思い立ったようにハンディモップで拭いて掃除していたので、その際には少なくない量のほこりが舞っていたことが思い出されます。この場合、少し換気するだけで筆者自身は（元来丈夫な体なので）健康上問題となることはないですし、そのような方が多いのではないかと思います。

　しかし、これがもし喘息などのアレルギー疾患に苦しむ子ども

だったならばどうでしょうか。ほこりに含まれるダニやカビといっ
た、いわゆるハウスダストが発作を引き起こすことも考えられま
す。つまり、病院では空調が整っているので大丈夫であっても、自
宅に帰ると発作を起こしてしまうことがあり得るのです。

　自宅からハウスダストを完全に取り除くことは困難ですが、退院
してからも発作を起こさないよう、アレルギー疾患の患者さんやそ
の家族に対して、例えばこまめに拭き掃除をすることやカーペット
ではなくフローリングにすること、空気を汚す原因となるものを置
かないことなど、生活環境を整える指導をすることもあります。こ
ういった場合、実際に看護師が手を出すのではなく、患者さん自身
が清潔な生活環境を整えて健康的な生活が送れるように間接的に介
入をすることも、大事な看護といえるのです。

　現代ではさまざまな人が協力し合って、患者さんの治療を支える
ための環境づくりを行っています。ただ、「患者さんの療養環境が
最適な状態であるかをチェックするのは、いつの時代も看護師であ
る」ということを忘れてはならないと思っています。

引用文献
1 ）フロレンス・ナイチンゲール 著、湯槇ます ほか 訳、『看護覚え書 ―看護であること看護でないこと―』改訳第 7 版、
　　現代社、2011、p149
2 ）同上、p157
3 ）同上、p157-158

11 からだの清潔

病人の身体を
不潔なままに放置したり、
あるいは病人に汗やその他の排泄物が
浸み込んだ衣類を
着せたままにしておくことは、
健康をもたらす自然の過程を妨げて
害を加えることになる

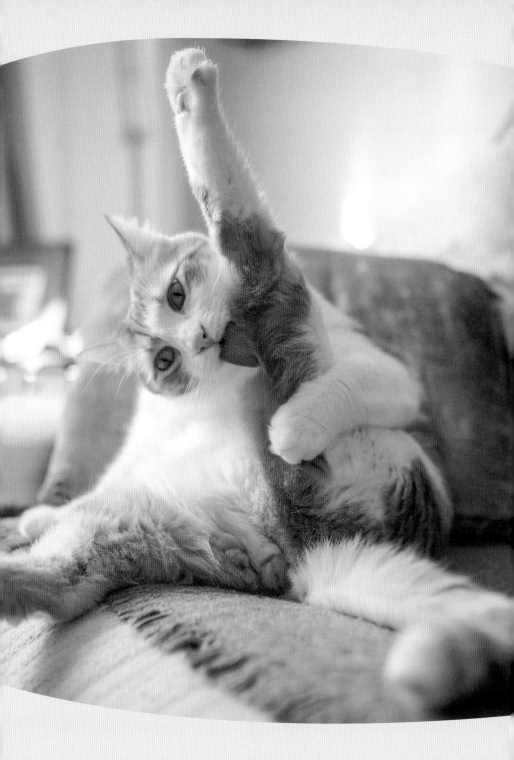

人体最大の器官は皮膚

　皆さんは、人体で最も大きな器官は何かご存じですか。実は、体の表面を覆っている「皮膚」です。人の皮膚の面積は1.6㎡といわれ、これは畳約1畳分に相当します。さらに重量は体の約16%を占め、体重の約1/6、体重が60kgの人なら約10kgが皮膚ということになります。これらの事実からだけでも、皮膚を清潔に保つことの大切さがわかりますね。

　ナイチンゲールは「皮膚からの排泄物は、身体を洗うか衣類に吸着させるかして取り除かないかぎり、付着したままそこに留まる」[1)]と述べています。なぜこのことが問題となるのでしょうか。皮膚の働きについて確認しておきましょう。

　皮膚には、外界からの刺激から体を守る「保護機能」、体の温度を一定に保つ「体温調節機能」、汗や皮脂を体外へと排泄する「排泄機能」、触覚、圧覚、痛覚などを感じる「知覚機能」、日光に当たることでビタミンDを作る「ビタミンD形成機能」があります。「排泄機能」に注目すると、老廃物を汗として汗腺から体外に廃棄し、汗が皮脂と混ざり合うことで皮脂膜となって乾燥を防いだり、皮膚をバリアしたりしてくれます。

　しかし一方で、余分な汗や皮脂が古くなった角質などと混じり合うと垢となり、雑菌の繁殖や汚れ、悪臭といった不潔な状態をもた

らします。これをそのままにしておくことが、いかに病人の自然治癒力を妨げるのかを、ナイチンゲールは次のように指摘しています。

「病人の身体を不潔なままに放置したり、あるいは病人に汗やその他の排泄物が浸み込んだ衣類を着せたままにしておくことは、健康をもたらす自然の過程を妨げて害を加えることになる」[2]

余分な汗や皮脂、垢、雑菌、汚れなどが皮膚にとどまったままでは、本来の機能がきちんと発揮されないことは容易に予想できますね。体温調整機能は低下し、新陳代謝も進まず、皮膚のバリア機能は不十分となるでしょう。ナイチンゲールはこの状態を「身体にゆっくりと作用する毒物を、病人の口から飲ませているのと同じ」[3]とまで述べています。

清潔な皮膚になることで
生命力も解き放たれている

ナイチンゲールは「皮膚をていねいに洗ってもらい、すっかり拭ってもらったあとの病人が、解放感と安らぎに満たされている様子は、病床ではよく見かける日常の光景」[4]とも述べています。筆者（上山）も同じような光景を幾度となく目にしてきました。たとえ

患者さんの清潔ケアを経験したことがない方でも、自分自身が体調を崩して何日か入浴できなかったとき、あるいはじっとり汗をかいたりほこりにまみれたりしたとき、顔や体をきれいに洗い流すとすっきり爽快な気分になった経験があることでしょう。

　しかしナイチンゲールは、気分が良くなるだけのことではなく、「解放感や安らぎは、生命力を圧迫していた何ものかが取り除かれて、生命力が解き放たれた、まさにその徴候のひとつなのである」[5]と説明しています。患者さんの体を清潔にすることが心地よさをもたらすことはもちろんですが、その心地よさは、皮膚の汚れが拭われ、皮膚の自然で正常な機能を取り戻し、自然治癒力の促進につながるのでしょう。

清拭が自然治癒力を整える

　ナイチンゲールは、病人の体を洗う方法について具体的に説明していません。しかしコップ1杯の熱湯と目の粗いタオル、あとは湯で絞ったタオルでこすれば、浴槽やせっけんやスポンジがない場合でもはるかに体を清潔に保つことができると述べています。

　ナイチンゲールの生きた時代、特に戦地では、体を拭くためのタオルや湯を準備することは、現代ほど簡単ではなかったと思われま

す。その中でも、たったコップ1杯の温湯とタオルがあればできる体の清拭の基本的な方法について記したのでした。

　一方、最近の病院では、この時代とは違った理由で、看護師による温湯とタオルを使った清拭の実施が難しくなっています。医療現場では在院日数の短縮や医療の高度化に伴い、看護師に期待される活動は診療面が多くなる傾向にあることが危惧されています[6]。また、綿タオルの細菌学的危険性が指摘され[7]、病院では綿タオルに代わってディスポーザブルウェットタオルが使用されるようになってきました[8]。これは清拭用として販売されている、使い捨ておしぼりのようなものです。皆さんが実習に行った先でも、綿タオルと温湯による清拭に置き換わってディスポーザブルウェットタオルによる清拭が行われているところがあるかもしれません。

　しかし、ナイチンゲールが大切にした、**人間の自然治癒力を整えようとする温湯と綿タオルによる清拭の意義**について、今一度考えてみたいですね。

引用文献
1）フロレンス・ナイチンゲール著、湯槇ますほか訳、『看護覚え書 ―看護であること看護でないこと―』改訳第8版、現代社、2023、p159
2）同上　3）同上　4）同上　5）同上、p160
6）澁谷幸、看護師にとっての清拭の意味－清拭のエスノグラフィー－、日本看護研究学会誌，42（1）、2019、p43-51
7）松村千鶴・深井喜代子、綿タオルと化繊タオルの細菌学的検討、日本看護技術学会誌，13（3）、2014、p243-246
8）松村千鶴・深井喜代子、3種類のディスポーザブルウェットタオルの部分清拭効果の比較、日本看護技術学会誌，13（3）、2014、p237-242

12 おせっかいな
励ましと忠告

患者は、
友人たちに取り囲まれていながら、
孤独をかみしめているのである。
彼は、自分に対する愚にもつかない
励ましや勇気づけの言葉の洪水から
解放されて、たった一人でもよいから、
なんでも自分の思っていることを
率直に話せる相手がいてくれたら、
どんなに有難いことだろうと思っている

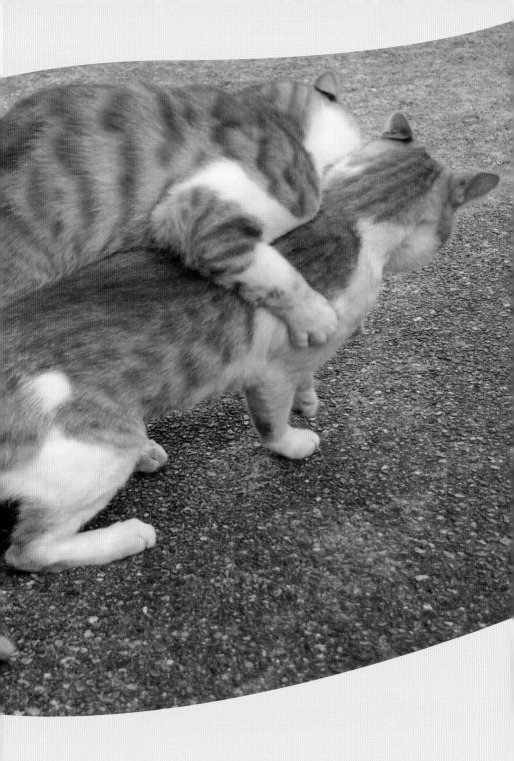

「励まし」「慰め」「忠告」は
患者にとっては災い

　コロナ禍以降、近親者であっても施設や病院へお見舞いに行くのが難しくなってしまいましたが、皆さんはこれまでにどなたかのお見舞いに行ったことはありますか。施設や病院へお見舞いに行ったときに、「大丈夫、きっと良くなりますよ」「○○をするといいと、テレビでやってましたよ」など、相手のことを思って励ましたり、アドバイスをしたりしたことはないでしょうか。

　ナイチンゲールは、それがたとえ相手を思う心から出た言葉だとしても「病人が直面している危険を、わざと軽く言い立てたり、回復の可能性を大げさに表現したりして、病人に『元気をつけよう』とする、そのような行為は厳に謹んでいただきたい」[1]と述べています。「励まし」や「慰め」や「忠告」は、実は患者にとって災いであり、患者を悩ませてしまうと指摘しています。ナイチンゲール自身も病気のために長く療養していたことがあり、病人の立場としてこのように感じることが多かったのですね。

　ところで、病人に対しておせっかいな「励まし」「慰め」「忠告」の言葉をかけているのは、見舞客だけでしょうか。私たち医療職者

も、注意が必要かもしれません。筆者（上山）も看護師として働いているとき、そのような言葉をかけたくなる場面があり、実際にかけてしまっていたこともあったように思います。

「自分の思っていることを 率直に話せる相手」であること

　現在、筆者は１・２年生の看護学生の病院実習に同行することが多いのですが、その実習では多くの学生が患者さんと初めてコミュニケーションを取る中で戸惑いを経験することがあるようです。

　患者さんの中には、病気によってできなくなったことやつらかった経験について話してくれる方がいます。そんなことがあった日のカンファレンスでは、学生がよく「励ます言葉が見つからなかった」「知識がなくてアドバイスができなかった」と、表情を曇らせて話します。しかし、患者さんは学生からの励ましやアドバイスを期待して話したのでしょうか。皆さんはどう思いますか。

　カンファレンスに参加しているほかの学生に同じように問いかけると、「患者さんは、ただ話を聞いてほしかったのではないか」という意見が出ることが少なくありません。私もそう思います。

ナイチンゲールは「患者は、友人たちに取り囲まれていながら、孤独をかみしめているのである。彼は、自分に対する愚にもつかない励ましや勇気づけの言葉の洪水から解放されて、たった一人でもよいから、何でも自分の思っていることを率直に話せる相手がいてくれたらどんなに有難いことだろうと思っている」²⁾と書いています。

　カンファレンスで話してくれた学生は、患者さんにとって「自分の思っていることを率直に話せる相手」であったのではないでしょうか。学生にとっては戸惑いを感じる場面であったようですが、患者さんにとっては貴重な場だったのではないかと思います。

　とはいえ患者さんのつらかった話、ショックだった話を聞くのは、楽なことではありません。話を聞いているうちにこちらまでつらい気持ちになります。気の利いた励ましの言葉をかけたり、アドバイスができたりしたほうが、こちらも心が軽くなりますし、スマートで格好よく見えるかもしれません。しかし大切なのは、患者さんが今どのような体験をし、どのような気持ちでいるのかに心を傾けることではないかと思います。看護職者として、患者さんが「自分の思っていることを率直に話せる相手」であることを大切にしたいですね。

楽しい出来事に触れてもらおう

　ナイチンゲールは第12章で、病人に喜びを与える方法についても書いています。「病人は楽しい消息（たより）を聞くことにたいへんな悦び（よろこび）を感ずるものである」[3] とし、例として幸福が実りつつある恋愛や求婚の話題、なにか具体的な善が行われた話、なにか正しいことが現実に成功した話、世の中のほかの人々がどんなことをしているかを見せ、示すことなどを紹介しています。

　患者さんは一日の大半をベッドで過ごし、否が応でも病気や治療と向き合う時間が多くなります。そのような患者さんにとって、社会で起きている楽しい出来事に触れることは気分転換になり、「病人」ではなく「一人の生活者」としての自分を取り戻させてくれる貴重な時間になるのではないかと思います。

引用文献
1）フロレンス・ナイチンゲール 著、湯槇ますほか 訳、『看護覚え書 —看護であること看護でないこと—』改訳第8版、現代社、2023、p165
2）同上、p168
3）同上、p173

13 病人の観察

観察は、雑多な情報や珍しい事実を
よせ集めるためにするものではない。
生命を守り健康と安楽とを
増進させるためにこそ、観察をするのである

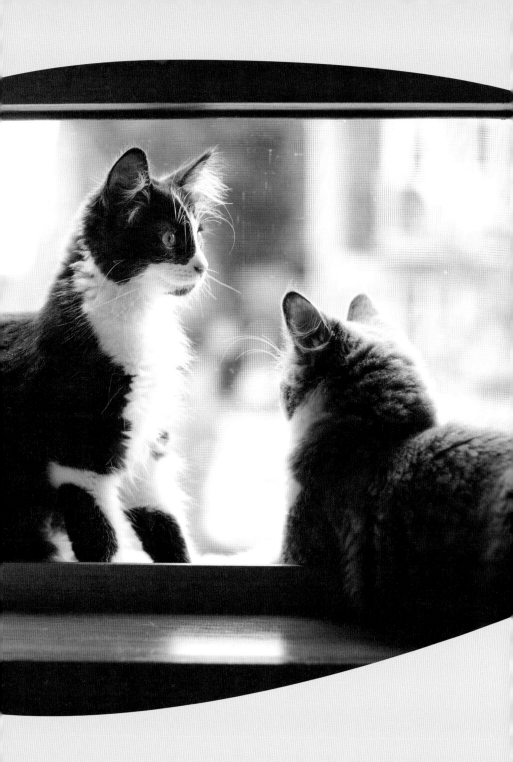

観察する訓練を続けていくことが大事

ナイチンゲールが『看護覚え書』の中で最もページを割いて書いているのが、「病人の観察」についてです。現代社から出版されている最新の日本語訳本では、およそ35ページにも相当します。観察が看護にとっていかに大切であると考えられているかがわかりますね。

「看護師に課す授業のなかで、最も重要でまた実際の役に立つものは、何を観察するか、どのように観察するか、（中略）を教えることである」[1]と、ナイチンゲールは観察の重要さを述べています。

筆者（上山）もまた、観察はとても重要であると感じつつ、簡単に身につくものではないとも感じます。訓練が大切であり、学生の皆さんは演習や実習を通してこのような観察力を高める訓練を行っていることでしょう。もちろん、臨床で働くようになってからも、このような訓練を続けていくことが求められます。

筆者は実習学生について臨床現場に行った際に、学生が担当した患者さんのことをよく観察しているなぁと感心することがあります。その中から、2つの例をご紹介します。

観察からケアの糸口を見出す

　ある学生は、認知機能が低下した高齢の男性患者Ａさんを担当していました。Ａさんは入院前から体力が低下し、入院中は一人で自由にベッドから降りて歩くことを制限されていました。学生が実習を開始した頃、Ａさんは１日中ベッドに横になってうとうとしており、発語もほとんどありませんでした。治療を受ける気力も、回復して自宅へ帰る気力も失っているように見えました。

　実習が始まると学生はこのＡさんのベッドサイドによく行って様子を見たり、ナースコールがあればＡさんが何を望んでいるのか辛抱強く聞いたりしていました。そうする中で、若い頃のＡさんは経理の仕事をしていて、きちょうめんな方だったということ、さらに、実はスポーツマンで、何度もフルマラソンを完走していることもわかってきました。

　そしてある日、Ａさんがマラソンのことを話すときの表情が、いつもと違って明るく生き生きとしていることに、学生は気がつきました。それから学生はＡさんを廊下へ散歩に誘い、一緒に窓から河川敷をジョギングする人を見て、Ａさん自身の足で歩くことを目標に毎日の歩行訓練を計画しました。訓練で体を動かし始めたＡさんは、その後生活のリズムを取り戻し、嫌がっていた透析へも行き始

めたのでした。

　看護師は何のために観察をするのでしょうか。ナイチンゲールは「観察は、雑多な情報や珍しい事実をよせ集めるためにするものではない。生命を守り健康と安楽とを増進させるためにこそ、観察をするのである」[2)]と述べています。

　Aさんを担当した学生を見て、観察の重要さ、何のために観察をするのかということ、そこにケアの糸口があるということを、私は改めて感じました。Aさんの様子を注意深く観察していたからこそ、昔の話をするときのAさんの表情の違いに気がついたのでしょう。言葉少ないAさんの話をじっくりと聞いたからこそ、人柄や打ち込んできたことがわかり、Aさんの健康と安楽を増進するための方法を思いついたのだと感じました。

観察すること、観察したことを
患者さんへ伝えて確認すること

　また、別の学生は、術後で退院を控えたBさんを担当していました。学生は毎日、Bさんのリハビリにつき添いました。ある日のこと、いつもと同じメニューをこなし、理学療法士からの声かけにも「大

丈夫」と答えていたBさんでしたが、学生はリハビリ中にBさんが何度かマスクを外したりずらしたりしている様子を観察していました。

　リハビリ後にBさんへ調子を尋ねると「いつもどおりだよ」と返事が来ましたが、学生は「途中でマスクを外される場面がありましたね」と伝えました。そうすると、Bさんは「そういえばそうだね。確かに……。昨日の夜くらいから少ししんどかったかも」と答えました。その後、改めてバイタルサインを測ると、呼吸数の増加が見られました。リーダーナースから主治医へ報告され、レントゲン検査が実施された結果、胸水貯留が認められ緊急処置がされたのでした。

　ナイチンゲールは「たいていの患者には、こうしたことを自分で観察できる元気はないし、また患者というものはたいへん内気で、こうしたことを自分から話し出せない」[3]と述べています。

　学生とBさんとのやり取りを振り返ってみると、Bさんは自分から話し出せないというよりは、学生が見たことを伝えるまで自身の体の変化に気づいていないようでした。仕事では第一線で活躍され、とてもしっかりとした思慮深い患者さんでしたが、自分の体の変化、そのサインには気づいていなかったのです。

　学生の観察力、また観察したことを患者さんに伝えて確認した行為は、状態変化をいち早く発見し迅速な治療へつながりました。同時に、Bさんはこのことをきっかけに自分の体の変化に気を配るこ

との大切さを学んだように思いました。

　ナイチンゲールが述べるように、患者さんにはこうしたことを自分で観察できる元気はないかもしれません。しかし、回復して元の生活に戻った際には、常に医療者が一緒にいるわけではないので、ご自身が自分の体の変化に気がつくことが大切です。慢性疾患を持ちつつ、社会で生活する人々が増えた現代においては、これは重要なことであり、学生がそのことを教えてくれました。

　Bさんは、それまでも「若い学生さんの勉強になれば」と優しく接してくれていましたが、このことがあってからは「医療チームの一員」として、学生が行う退院指導にも熱心に耳を傾け、退院後の過ごし方について相談するようになりました。

　看護師が患者さんの元に行き、何を観察しているのかについては、患者さんへは見えにくいものですが、こうした場面をきっかけに看護師が行っている観察の専門性と大切さが患者さんへ伝わったのではないでしょうか。

引用文献

1）フロレンス・ナイチンゲール 著、湯槇ますほか 訳、『看護覚え書 ―看護であること看護でないこと―』改訳第8版、現代社、2023、p178
2）同上、p210
3）同上、p186

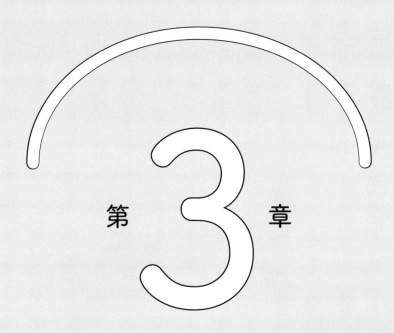

第 **3** 章

ナイチンゲールの
文献からまニャぶ！
看護の格言

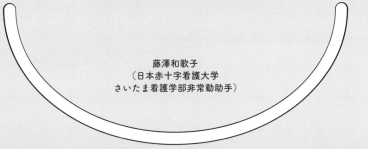

藤澤和歌子
（日本赤十字看護大学
さいたま看護学部非常勤助手）

1

患者の生命力の消耗を
最小にするように
整える

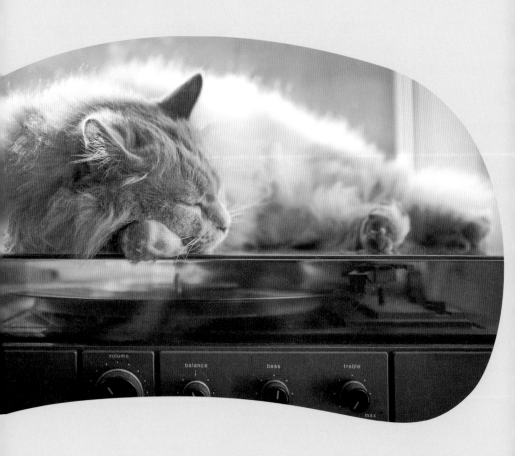

「看護とは何か」を示す基盤

　「看護とは、新鮮な空気、陽光、暖かさ、清潔さ、静かさなどを適切に整え、これらを活かして用いること、また食事内容を適切に選択し適切に与えること──こういったことのすべてを、患者の生命力の消耗を最小にするように整えること、を意味すべきである」[1]

　この言葉を、基礎教育のときに授業で学んだ記憶がありますが、筆者（藤澤）がその意味を捉えられるようになるには、長い月日が必要でした。そしてこれからも、「患者の生命力の消耗を最小にするように整えるにはどうすべきか」を考え、看護に携わりたいと思っています。

　病棟の看護師としての経験を積んだ頃、同僚の医師から「医者は診断を下して、手術をしたり治療をしたりするから、その効果を評価しやすいけど、看護師さんってそういう評価が難しくない？」と言われたことがあります。そのときは、医師の問いにうまく答えられず、心の中で「そんなことはないんだけど、なんと言えばいいのか……。看護とは何かを言葉にするのは難しいな」と思いました。その後、ナイチンゲールの著作を学び直し、改めてこの言葉に触れ、「看護とは何か」を指し示す基盤となる言葉だと気づくことができました。

患者さんの療養生活を
少しでも快適で安楽なものにする

　新鮮な空気や陽光、暖かさ、清潔さ、静かさなどの適切な整え方および食事を適切に与えることに関しては、第2章で触れられてきました。それら全てを整えることによって、患者さんの療養環境が整えられ、自然治癒力が引き出されることになると思います。

　そのほかに「患者の生命力の消耗を最小にするように整える」とは、どういうことが考えられるでしょうか。いろいろとあると思いますが、ここでは一例をご紹介します。

　皆さんも病気で入院生活を送ることになったときのことを想像してみてください。さらに、闘病によりベッド上で自由に動くこともできず、誰かの手を借りて体を拭かなければならないとしたら、どう感じますか。「できれば自分できれいにしたいけれど、動けないから看護師さんにお願いするしかない」と思うのではないでしょうか。「できれば自分でなんとかしたい」とほとんどの患者さんが思っているのです。そのことを念頭に置いて、清潔ケアの看護援助を行うことが大切だと思います。

　特に羞恥心を伴う清潔ケアでは、その場に適した声かけやバスタ

オルなどを利用して羞恥心を最小限にする配慮、また、手際のよい看護技術などを用いることによって、患者さんの身体的・心理的負担を最小限にすることができるのではないでしょうか。患者さんの療養生活を少しでも快適で安楽なものにすることが、患者さんの生命力の消耗を最小にすることにつながるのだと思います。

引用文献

1）フロレンス・ナイチンゲール 著、湯槇ますほか 訳、『看護覚え書 —看護であること看護でないこと—』改訳第 8 版、現代社、2023、p14-15

2 看護師は
看護に専心すべきである

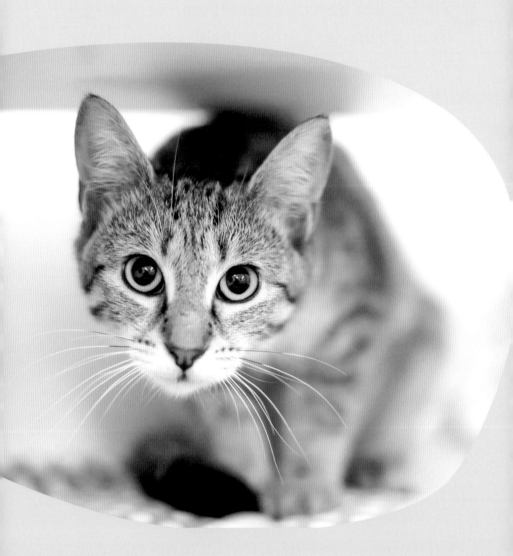

「看護師にしかできないこと」とは？

　ナイチンゲールが残した有名な言葉の一つに、「看護師は看護に専心すべきである」[1]があります。「専心」を辞書で調べると、「心をひとつのことだけに集中すること、専念」と定義されています。看護師ならば「専門職として、看護師にしかできないことに専念する」という意味に捉えられるでしょうか。しかし、「看護師にしかできないこと」を捉えるのは容易ではないと思います。

　筆者（藤澤）は、以前、特別病床に勤務していたことがあります。特別病床は全室個室で、アメニティグッズが用意されていることもあり、食事も制限のない方であれば特別メニューが出るなど、さまざまな配慮がなされていました。特別病床では、毎朝売店から届いた新聞を患者さんのもとへ届けることもありました。

　当時の筆者は、朝のバイタルサイン測定や、採血などの忙しい時間の合間に、新聞を配りながら、「これも看護師の仕事なのだろうか」と疑問に思ったことがあります。今振り返ってみると、娯楽の少ない入院生活の中で、毎日届く新聞を心待ちにしている患者さんもいるので、生活環境を整える上で、看護師の役割だったと思います。ただ、当時の筆者は、「看護とは何か」を捉える幅が今より狭かったため、そのような疑問を持ったのでした。

看護に専念する上で基盤になるのは「看護観」

　すでに臨床現場で働かれている看護師の方々は、日々の仕事に従事する中で、自分の思い描いた看護ができているでしょうか。恵まれた環境で、理想どおりの看護に専念している方もいるかもしれませんが、一方で、忙しい中、患者さんと関わる時間が十分に取れないなどの葛藤を抱えている方も多いと思います。

　看護に専念する上で基盤になるもの、それはその人自身が持っている「看護観」だと筆者は考えます。看護観とはなんでしょうか。看護観を「看護の対象者と対峙し自己の看護を俯瞰することを通して、看護に対する自己洞察から得られる看護専門職業人としての行動の指針となる価値観である」[2]と定義づけているケースもあります。この看護観の定義からは、目の前の患者さんとしっかり向き合い、関わること。加えて、その看護を振り返ることの大切さ、さらには、看護師としての経験を積み重ねる中で、専門職としてどのように行動すべきかという価値観が形作られていくことが示されているように思います。そう考えると、個人が持っている看護観は常に同じものではなく、変化していくものであると捉えることができます。

　ほとんどの病棟ではルーティン業務といって、それぞれの勤務帯である程度決まった仕事内容や流れがあるはずです。環境整備や与

140

薬、清潔ケアなど、電子カルテの看護ケアの項目はどれも同じです
が、実際に行ったケアの方法や患者さんとの会話のやり取りに関し
ては、看護師によってさまざまだと思います。「自分はこのような
看護をしたい」「看護師としてこのことは大切にしたい」という価
値を持っている看護師と、日々の業務としてケアを行う看護師で
は、患者さんとの関わり方に違いが生まれるのは想像に難くありま
せん。

　ナイチンゲールの「看護師は看護に専心すべきである」という言
葉から、筆者は「専門職としてどのように行動すべきか、常に考え
てほしい」という思いが読み取れると考えます。

引用文献

1）フロレンス・ナイチンゲール 著、湯槇ますほか 訳、『看護覚え書 ―看護であること看護でないこと―』改訳第 8
版、現代社、2023、p79
2）萩野谷浩美・日高紀久江・森千鶴、「看護観」についての概念分析、看護教育研究学会誌 11（1）、看護教育研究
学会、2019、p15-24

3

看護師が学ぶべきＡは、
病気の人間とは
どういう存在であるかを
知ることである

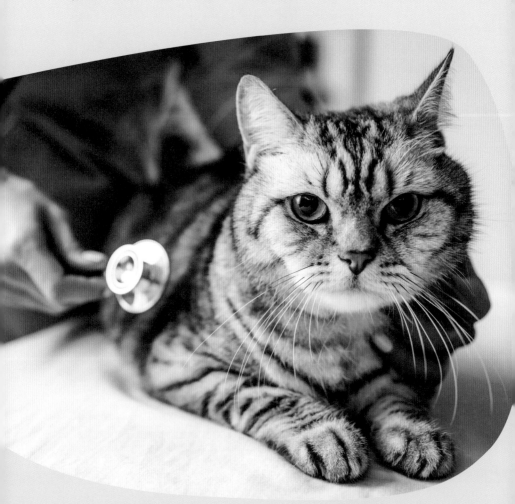

看護師教育のABCとは？

　ナイチンゲールは『看護覚え書』で次のように述べています。

　「看護師であると自称している多くの女性たちについて最も驚かされることは、彼女たちが看護師教育のABCを勉強してきていないことである。看護師が学ぶべきAは、病気の人間とはどういう存在であるかを知ることである。Bは、病気の人間に対してどのように行動すべきかを知ることである。Cは、自分の患者は病気の人間であって動物ではないとわきまえることである」[1]

　この言葉を聞いて、皆さんはどのように感じましたか。「ナイチンゲールの伝えようとしていることはなんとなくわかる気がする」と思う方もいれば、「患者は動物ではないって当たり前ではないか。ナイチンゲールは何を伝えようとしているのだろう」と疑問を抱く方もいるでしょう。ここでは、看護師教育のABCについて見ていきたいと思います。

　医学は、手術でがんを取り除いたり、内服薬でウイルスを排除しようとしたりと、病気そのものを取り除くことに焦点が置かれます。その一方で、看護が焦点を当てるのは病気を持った人間です。

　看護師として働いていると、日々、さまざまな業務に追われます。例えば、外科病棟に勤務している場合、手術が行われる曜日が決

まっていて、毎週のように同じ病名で手術を控えた患者さんが入院し、回復後に退院するという日々が繰り返しやってきます。手術は一時的に患者さんの体に大きな侵襲が加わるので、術後の全身状態の観察や異常の早期発見は患者さんの命を守る上で看護師の重要な役割となります。

「病気を持った人」という視点で捉える

また最近では、在院日数の短縮化が図られ、患者さん自身と十分に関わる機会がないまま退院するというケースもあります。ともすると、看護師であっても、患者さんの病気に意識が向きがちになったり、さらには日々同じ業務を繰り返しているような感覚に陥ることも、十分に考えられると思います。

病棟に勤務していた頃、筆者（藤澤）もそのような感覚を持った一人でした。その後、大学院に進学し、改めて看護を学ぶ中で、患者さんを「病気を持った人」という視点で捉えることの奥深さを実感するようになりました。

病棟で看護師として過ごした日々を振り返ると、闘病するたくさんの患者さんと出会いました。それぞれの患者さんで、病気の受け止め方もさまざまでした。「自分ががんと聞いたときは、がんなん

てやっつけてやると思いました」と強気に手術に臨もうとする患者さんや「こんなに苦しい思いをしているのは私だけではないですか」と闘病のつらさを訴える患者さんもいました。なかには、「なぜ私がこのような病気になったのでしょうね」と病を経験することになった意味を考える方、さらには「今までずっと仕事ばかりしてきたので、病気になったことで家族と向き合う時間ができました」と言って、今回の病を経験したことに意味を見出し、退院後の人生への糧とする方にも出会いました。

　このように、患者さんを「病気を持った人」と捉えるのと、疾患のみに着目するのでは、患者さんとの会話や関わり方が変わってきます。

　病になったことの意味を見つけられるのは、本人のみだと思います。しかし、看護師は関わりによってその手助けをすることができるのかもしれません。ナイチンゲールはそのことを伝えようとしたのではないでしょうか。

引用文献

1）フロレンス・ナイチンゲール 著、湯槇ますほか 訳、『看護覚え書 —看護であること看護でないこと—』改訳第8版、現代社、2023、p230

4 看護は
ひとつの芸術

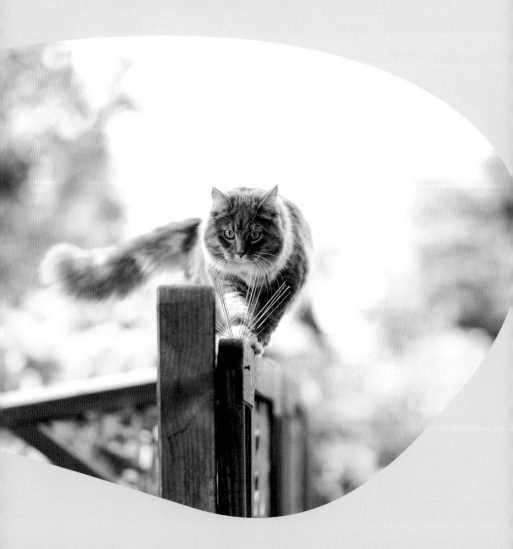

アートを「要素」と「全体」で考える

　「看護は芸術」「看護はアート」という言葉を、皆さんは聞いたことがありますか。芸術やアートというと、一般的には絵画や音楽などの芸術をイメージされるのではないでしょうか。看護は人と関わる仕事であり、一見すると芸術的な仕事とは思えないという方もいるかもしれません。それでは、なぜナイチンゲールは、第1章で「看護の大事な役割が述べられている」と紹介された「看護はひとつの芸術〔an art〕であり、それを実際的かつ科学的な、系統だった訓練を必要とする芸術である」[1]という一節を残したのでしょうか。

　筆者（藤澤）は、初めて「看護はアート」という言葉を聞いたとき、職人技のようなものをイメージしました。具体的には、採血が難しいとされている患者さんに対して、苦痛を与えることなく1回で必要な量の採血ができる技術や、循環動態が不安定で清拭をするのも患者さんに負担をかけてしまうような場合に、素早く安楽に、体をきれいにしたり、シーツ交換ができたりする技術です。

　しかし、筆者は繰り返し看護理論に触れる中で、「看護はアート」という言葉にはもっと深い意味があると気づきました。

　芸術の領域の例を挙げて、看護のアートを次のように説明するケースがあります。

「たとえば音楽家は、楽器についての技術的機械的なスキルを習得しなければなりませんし、聞き手に特別な反応を引き起こすためには、音の要素を演奏というひとつの全体的な表現にまとめあげねばなりません。（中略）看護実践のあらゆる場面にも、審美性（すなわち要素をパターンに組み込んでつくられた全体であり、その全体は要素を超えた意味を表現するという特徴）を見ることができます」[2]

このように、「要素」と「全体」という言葉を使って、アートを説明しています。

看護をアートと捉えるとき、確かに看護技術は一つの要素になると思います。しかし、それだけでは成立しません。患者さんに医療処置が行われる理由を把握し、治療に伴う苦痛を最小限にできるように工夫する。患者さんのこれまでの生活に触れ、場に適した声かけをする。こうした要素が合わさって全体を成し、患者さんの心が動いたとき、アートとなるのではないかと筆者は考えます。

「いいなと思った技術は見て盗みなさい」

「看護教育においていちばん伝えることが難しいのがアートかもしれない」[3]という意見もあります。確かに素晴らしい看護実践もその場で消えてしまうため、共有することが難しいと思います。それ

では、「アートの力」を育むにはどうしたらいいのでしょうか。

　筆者は、学生や新人看護師がよく行っているシャドーイングが、アートの力を培うのに非常に役立つと思っています。

　看護師になったばかりの頃、先輩看護師から「看護師の動きを見ていて、いいなと思った技術は盗みなさい」と言われました。教科書には、根拠に基づいた看護技術の原理・原則が書かれています。しかし、その場に適した声かけ、そして、限られた物品の中でそのときの患者さんの状態に合わせた看護技術を捉えるのは、教科書だけでは学ぶことができません。ほかの看護師のシャドーイングができる機会が与えられるのは、主に学生や新人看護師の時期だけですので、その機会を大切にしてほしいと思います。

引用文献
1）フロレンス・ナイチンゲール 著、湯槇ます 監訳、『ナイチンゲール著作集第二巻　看護婦の訓練と病人の看護』、現代社、1992、p97
2）ペギー・L・チン＆メオーナ・K・クレイマー 著、川原由佳里 訳、『看護学の総合的な知の構築に向けて』、エルゼビア・ジャパン、2007、p250
3）川原由佳里 著、『看護の知─実践を読み解くための新しい知の考え方』、看護の科学社、2013、p110

5 看護師は自分の仕事に
三重の関心を
もたなければならない

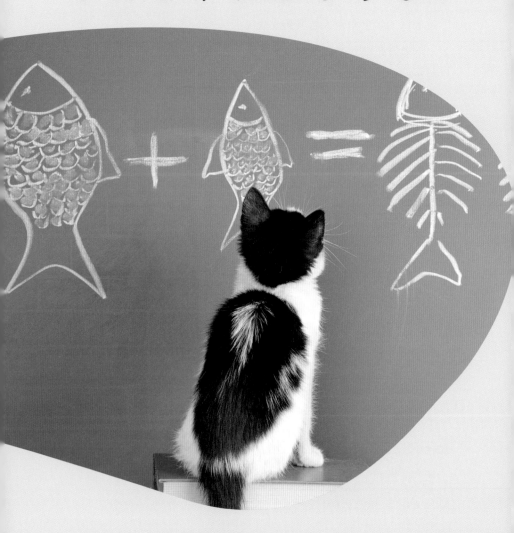

適切なケアには看護技術が必要

　143ページで、医学は病気そのものに焦点を置き、看護は病気を持った人に焦点を当てると述べました。

　病気を持った人を対象とする看護は、人への関心なしに行うことはできません。しかし、いくら目の前の患者さんに関心を持とうとし、思いを傾聴し、患者さんのために何かをしたいと望んでいても、医学的な知識や患者さんを安楽にするための看護技術が備わっていなければ、看護師としてのケアができません。ナイチンゲールの次の言葉に含まれる「三重の関心」は、まさにそのことを示していると筆者は思います。

　「看護師は自分の仕事に三重の関心をもたなければならない。ひとつはその症例に対する理性的な関心、そして病人に対する（もっと強い）心のこもった関心、もうひとつは病人の世話と治療についての技術的（実践的）な関心である」[1]

　症例に対する理性的な関心を育む上で、役立つものの一つが実習記録としてよく使われている「全体関連図」だと思います。全体関連図に関して、得意な方もいるかもしれませんが、筆者（藤澤）が実習で学生と関わると、苦手意識を持っている方も多いように感じました。筆者も学生の頃は、苦手と思っていた一人でした。

知識がつながっていくと楽しくなる

　全体関連図を書くためには、いくつかの書籍や資料に目を通す必要があります。ですから、書いていくうちに、患者さんの症状がどのようにして現れているのかが把握できます。また、今現れている顕在的な問題だけでなく、潜在的な問題にも目を向け、それぞれの症状のつながりや影響している要因をわかりやすくすることもできるのです。

　筆者が勤務していた頃、非常に勉強熱心な先輩看護師がいました。患者さんの病態や症状について、その先輩に尋ねると、症状が出ている理由も含めていつも答えてくれました。また、先輩が入職した頃は、よく全体関連図を書いて勉強していたと聞いて、筆者も全体関連図を書いてみるようになりました。最初は難しくても、知識がつながっていくと楽しくなり、全体関連図に対する苦手意識も消えました。

　ほかの2つの関心については、次の項で考えてみたいと思います。

引用文献

1）フロレンス・ナイチンゲール 著、湯槇ます 監修、『ナイチンゲール著作集第二巻　看護婦の訓練と病人の看護』、現代社、1992、p140

参考文献

・見城道子、ナイチンゲールの著作における Threefold Interest（三重の関心）に関する文献的研究、聖路加看護学会誌 18（1）、2014、p3-13

6 自分自身はけっして
感じたことのない
他人の感情のただなかへ
自己を投入する能力を、
これほど必要とする仕事は
ほかに存在しない

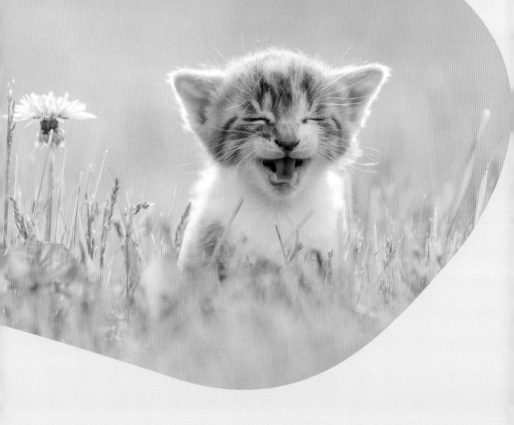

患者さんの思いに寄り添う

　ナイチンゲールは、看護という仕事について「自分自身はけっして感じたことのない他人の感情のただなかへ自己を投入する能力を、これほど必要とする仕事はほかに存在しない」[1]と述べています。

　看護学生の皆さんは、講義や実習などで「患者さんの思いに寄り添う」といった言葉をよく耳にするのではないでしょうか。看護師として働き始めてからも、患者さんの思いに寄り添うことは、看護師としての基本の一つです。だからこそ看護師という仕事が、ナイチンゲールが示したとおり「他人の感情のただなかへ自己を投入する能力を非常に必要とする仕事である」ことを念頭に置き、日々仕事に従事したほうがよいと思います。

自分自身も大切に

　看護師として働き始めると、自分が今まで経験してきた人生の中では、想像することができないほど厳しい人生を生きてこられた方など、さまざまな価値観を持った方と出会うことになります。患者さん一人ひとりの思いを傾聴し、必要な看護が何かを考え、実践することが看護師の仕事ですが、患者さんと会話をしているうちに、

患者さんの闘病の苦しさを受け止め切れなかったり、患者さんの体験を聞いて自分も同じようにつらい気持ちになったりすることがあります。

　患者さんと関わる度に、常にこのような感情に巻き込まれてしまうと、非常に疲れます。ときには看護師自身も不調を来すことがあるでしょう。

　筆者（藤澤）が病棟で働いていた頃、患者さんとの会話が上手で、ほかの看護師には話さないような患者さんの思いを引き出せる先輩看護師がいました。彼女は楽しそうに働いていましたが、「仕事以外の時間はバイオリンを習ったり、旅行に行ったりとよく気分転換を図っている」と話していました。看護師の皆さんには患者さんだけでなく、ご自身のことも大切にしてほしいと思います。

引用文献

1）フロレンス・ナイチンゲール 著、湯槇ますほか 訳、『看護覚え書 ─看護であること看護でないこと─』改訳第8版、現代社、2023、p227

7

看護師は自分の仕事に 使命感を 持つべきである

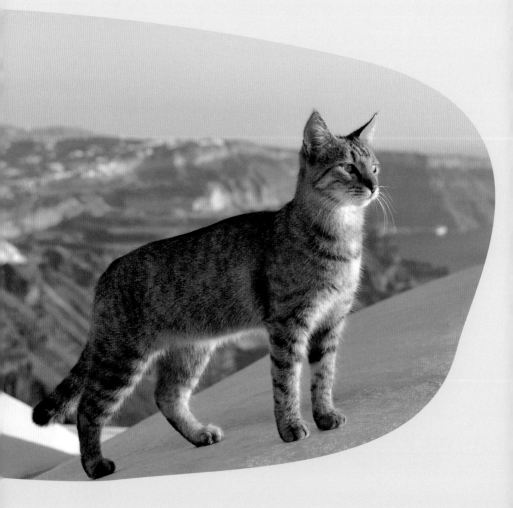

人生で起こる出来事には意味がある

「看護師は自分の仕事に使命感を持つべきである」[1]とナイチンゲールは『看護覚え書』で使命感について言及しています。何かに対して使命を感じるとは、「何が《正しく》何が《最善》であるかという、あなた自身が持っている高い理念を達成させるために自分の仕事をすることであり、もしその仕事をしないでいたら『指摘される』からするというのではない」[2]と述べています。

看護師である皆さんは、「日々、私は使命感を持って、看護に取り組んでいる」と思いますか。筆者（藤澤）は病棟で勤務していた頃を振り返ってみても、とてもそのように看護できていたとは言えません。

しかし、筆者は多くの患者さんとの出会いや恩師の言葉などから「人生で起こる出来事には意味がある」という視点を大切にするようになりました。

その視点で今の仕事を捉えると、看護師になったことには意味があり、患者さんとの出会いにも意味があることになります。何気なく過ごしている毎日で、ときには「経験したくはない」と思うような失敗も起こるでしょう。その失敗の中にも、その後の人生につながる意味が隠されているのかもしれません。

自分なりの使命感を持つ

　看護師を志した理由は、人によって違います。「子どもの頃、お世話になった看護師さんに憧れた」「経済的に安定する職業に就きたかった」など、さまざまです。なかには「なんとなく看護師を目指したけれど、思った以上に大変だった」と感じている方もいるかもしれません。それでも、「**自分の人生の中で、看護師という職業を選んだことには意味がある**」という視点を持つと、仕事に向き合う姿勢が変わってくると思います。そうすると、看護に対する自分なりの使命感を持つことができるのではないでしょうか。

引用文献

1）フロレンス・ナイチンゲール 著、湯槇ますほか 訳、『看護覚え書 ―看護であること看護でないこと―』改訳第8版、現代社、2023、p230
2）同上

おわりに

　令和6年1月1日、本書を執筆している最中に能登半島地震が起こりました。地震により被害に遭われた皆様には心よりお見舞い申し上げます。

　私は速報で地震が起きたことを知り、現地の病院に元々入院している患者さんの対応に加え、被災者が運ばれてごった返した待合室を想像して、ナイチンゲールの生きた時代に思いをはせました。

　また、災害派遣に出た知人から生活支援が充実していない状況を聞いて心痛し、「私に何ができるか」「もし現代にナイチンゲールがいたならば、どのように人々に貢献するだろうか」と考えました。いつの間にかナイチンゲールに影響されている自分がいたのです。

　ナイチンゲールについて書き上げた本書が、少しでも皆さんの看護観や人生観に影響を与えるものとなることを願っています。

　本書の執筆に際し、ご協力およびご助言をいただきました、日本赤十字看護大学の川原由佳里先生に、心より感謝申し上げます。また、出版に際しご尽力いただいたスタッフの皆さんに、深く感謝を申し上げます。

2024年6月　吉田里奈

［執筆］

吉田里奈（よしだ・りな）　第1・2章
日本赤十字看護大学非常勤助手

長尾幸恵（ながお・さちえ）　第2章
神戸市こども家庭局総合療育センター係長

上山千恵子（かみやま・ちえこ）　第2章
関西医科大学看護学部講師

藤澤和歌子（ふじさわ・わかこ）　第3章
日本赤十字看護大学さいたま看護学部非常勤助手

ネコとまニャぶ！
ナイチンゲール『看護覚え書』
楽しく学べて癒やされるニャン！　　　　　　　定価（本体 1,300 円＋税）

2024年 6月20日　第 1 版第 1 刷発行

著　者　　吉田里奈・長尾幸恵・上山千恵子・藤澤和歌子©　　　　　　〈検印省略〉

発行者　　亀井　淳

発行所　　**株式会社 メヂカルフレンド社**

〒 102-0073　東京都千代田区九段北 3 丁目 2 番 4 号
麹町郵便局私書箱第 48 号　電話 (03)3264-6611　振替 00100-0-114708
https://www.medical-friend.jp

Printed in Japan　落丁・乱丁本はお取り替え致します　　印刷・製本／シナノ書籍印刷(株)
ISBN978-4-8392-1738-9　C3347　　　　　　　　　　　　　　　　107196-176